THE COCONUT OIL MIRACLE

ココナッツオイル健康法

病気にならない　太らない　奇跡の万能油

［公認栄養士・自然療法医］
ブルース・ファイフ 著　　三木直子 訳

WAVE出版

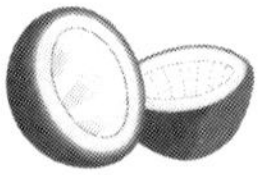

THE COCONUT OIL MIRACLE

by Bruce Fife

This edition published by arrangement with Avery,
a member of Penguin Group(USA) LLC,
A Penguin Random House Company
through Tuttle-Mori Agency,Inc.,Tokyo

ココナッツオイル健康法

訳者まえがき

訳者　三木直子

本書は、アメリカで20万部以上を売り上げている『The Coconut Oil Miracle』の最新版です。アメリカではここ数年、ココナッツオイルブームが起きていて、自然食品店はもちろん、ごく普通のスーパーマーケットの棚にもココナッツオイルが並んでいます。

そのブームの火付け役となったのが本書です。第1章をお読みになるとわかりますが、アメリカでは1980年以降、ココナッツオイルは「悪者」のレッテルを貼られていました。そのネガティブな風評を覆した本書の著者は、ココナッツオイル研究の第一人者であり、「ドクターココナッツ」とも呼ばれています。

日本では昨年来、ココナッツオイルがアルツハイマー病の改善に役立つことが話題になっています。でもココナッツオイルの健康効果は、実はそれだけではないのです。糖尿病や肥満、心臓病といった現代病の予防、免疫力の向上、感染症の治療、さらに肌や髪を美しくし、食べても太らないという美容効果まで。本書は、ココナッツオイルがもつこれらの、老若男女、誰にとってもうれしい健康効果を、科学的なデータをもとに、包括的に説明しています。

私自身、3年前に本書を読んでから、できる限りココナッツオイルを食生活に取り入れています。

毎日のスキンケアもココナッツオイル1本です。料理中に鍋をひっくり返し、足首15センチにわたってひどいやけどをしたときは、高い抗菌作用があるココナッツオイルにガーゼを浸して患部に当ててました。普通なら医者に行くほどのやけどでしたが、1週間ガーゼを交換しながら傷をココナッツオイルで覆い続けた結果、水ぶくれにもならず、痕も残らず、きれいに完治しました。私の生活ではすでに、ココナッツオイルはなくてはならない存在です。

最近では日本でも、商品の数や種類も少しずつ増え、自然食品店やネットなどを中心に入手しやすくなってきました。予防医学の重要さが注目される昨今、本書をお読みになれば、みなさんもきっとココナッツオイルを使ってみたくなると思います。

最後に。ココナッツオイルは約24℃以下のところでは固体になります（液体でも固体でも、品質には何の影響もありませんし、固体のまま食べてもかまいません）。日本では、夏は液体、冬は固体のところがほとんどでしょう。口の狭いボトルを購入された場合は、一度湯煎して溶かし、広口の瓶に移しておけば、スプーンですくいやすく便利です。スキンクリームとしてお使いになる際は、少量を手のひらにとって温めればすぐに溶けます。

この本をきっかけにみなさんが油についての理解を深め、ココナッツオイルという、これまであまり日本になじみのなかった油が、健康な生活の一助となることを願ってやみません。

はじめに

―著者 ブルース・ファイフ―

何年か前のことだが、ある栄養士のグループとのミーティング中、グループのメンバーのひとりが、「ココナッツオイルは体に良い」と言った。私たちはみな、ぎょっとして息をのんだ。ココナッツオイルが健康に良いだって？ ばかな、と私たちは思った。行く先々で、ココナッツオイルは「動脈を詰まらせる」飽和脂肪酸を含んでいるから体に悪い、と教えられていたのだ。ココナッツオイルが体に良いわけがないではないか？

彼女は、私たちがその言葉を信じないのがわかっていて、こう説明した。「ココナッツオイルは不当に非難されてきたけれど、本当は善玉の脂質のひとつなのよ」。そしていくつもの研究結果を引用し、ココナッツオイルが、私たちが信じ込まされているような有害な悪者ではなく、本当は健康にさまざまな恩恵を与えるものなのだということを証明してみせた。私は、**ココナッツオイルが何十年も前から、病院で重症患者の点滴液に混ぜて与えられてきたこと、**

また、人間の母乳と同じ栄養素を多く含むので、粉ミルクの成分として使われているることを知った。また、ココナッツオイルがさまざまな一般疾患の治療に使用できること、アメリカ食品医薬品局（FDA）がそれを、安全な自然食品とみなしていることも知った（ココナッツオイルは、食品医薬品局が独占的に管理するGRASリストにも載っている。GRASとは「generally recognized as safe（概して安全と認める）」という意味だ）。

ミーティングが終わり、私は好奇心をくすぐられていた。学んだことは多かったが、気になる疑問もたくさん湧いた。たとえば、もしココナッツオイルが体に良いのなら、なぜこんなにもしばしば、健康に良くないものと説明されているのだろう？　健康に良いというのが本当なら、なぜ今まで私たちはそれを聞いたことがなかったのか？　病院、粉ミルク、その他でココナッツオイルが使われていることを耳にしないのはなぜなのだろうか？　病人や赤ん坊の体に良いのなら、私たちにとっても良いものであるはずではないか？　それが危険な、あるいは不健康な食べ物だというのなら、なぜ政府の安全な食物リストに載っているのだろう？　ココナッツオイルに関する研究はなぜもっときちんと周知されていない？　なぜ私たちは今までだまされていたのだろう――いや、本当にだまされていたのか？　もしかしたらココナッツオイルは実際に、健康に良くないもので、病院の患者や、赤ん坊に粉ミルクを与える親がだまされているのかもしれない。これらを含むたくさんの疑問で私の頭はいっぱいになった。答えを見つけないわけにはいかなかった。

私は、ココナッツオイルについてできる限りのことを知るために調査を始めた。最初にわかったのは、雑誌や本には、ココナッツオイルについてほとんど何も書かれていないということだった。栄養学の教科書すら、この件に関してはあまり記述がなかった。ココナッツオイルについて詳しい人はいないように見えた。健康に関する「一般人向け」の文献で見つけたものはほとんどどれも批判的で、ココナッツオイルは飽和脂肪酸を多く含むから健康に悪い、と書いてあった。それらの著者は互いに互いの言っていることをまねし合っているようで、それ以上の説明はない。まるで、著者全員に国王からの勅令があり、ココナッツオイルについては、政治的に正しい（だが必ずしも正確ではない）、まったく同じ発言をするように、と命じられたとでもいうようだった。少しでもそれと違うことを言うのは規則に反することであり、ほかにどうしようもなかったのだ。ごくごく少数だが、こうした主張に立ち向かって、はっきりと、ココナッツオイルは健康に悪くないと言っている人もいることはいた。だがその人たちも詳しいことは言っていなかった。ココナッツオイルについては、誰も何も知らないようだった。

唯一、無視されることが多い研究ジャーナルだけには、厳然とした動かない事実が載っていた。それはまさに情報の宝庫で、私の疑問のすべてに答えが見つかったのだ。これらのジャーナルには研究の実際の結果がそのまま掲載されており、一般向けの雑誌や本のほとんどのように、単に誰かの意見を載せていたのではなかったから、私の調査には最適だった。何十という、非常に評価の高い科学ジャーナルや医学ジャーナルの中に、文字どおり何百もの研究結果が発表されていた。そしてわかったことは何とも驚異的だった。**ココナッツオイ**

ルは、手に入るものの中で最もすばらしい健康食品のひとつであることがわかったのだ。私はまるで、世界がその存在を忘れ去っていた、遠い昔の健康食品を再発見したような気がした。また、なぜココナッツオイルが悪く言われ、誤解されてきたのかもわかった（これについては後述するが、その理由にあなたは驚くだろうし、怒りさえ覚えるかもしれない）。

私は自分でココナッツオイルを使い始め、クライアント（私は栄養士と自然療法医の資格をもっている）にも勧めるようになった。ココナッツオイルのおかげで慢性の乾癬《かんせん》やフケがなくなったり、前ガン状態の皮膚病変が消えたり、インフルエンザの治癒が早まったり、膀胱《ぼうこう》感染症が治まったり、慢性疲労を克服したり、痔核《じかく》（訳注　いわゆるイボ痔）その他の症状が改善されるのを私はこの目で見てきた。さらに、科学文献には、虫歯、消化性潰瘍、良性の前立腺肥大、ガン、てんかん、アルツハイマー病、性器ヘルペス、C型肝炎、そしてヒト免疫不全ウイルス（ＨＩＶ）による後天性免疫不全症候群（エイズ）の治療に使える可能性が報告されていた。そうなのだ――信じられないかもしれないが、ココナッツオイルが、恐ろしい不治の病とみなされてきたエイズとの戦いに使えるということを、私は知ったのである。すでに多くのエイズ患者がその恩恵を受けている。一例を紹介しよう。

1996年9月、インディアナ州クローバーデールに住むクリス・ダフォーというエイズ患者は、自分はもう長くないと思っていた。大幅に体重が減り、エネルギーもなく、日ごとに体調が悪くなっていく。とどめは検査の結果だった——60万を超えるウイルス負荷量は、HIV感染が蔓延し、余命が短いことを示していたのだ。そこで彼は自分の葬式を手配し、すべての費用を前払いした。だが彼は、死ぬ前に、そしてまだ体力がいくらか残っている間に、もう一度だけ旅行がしたかった。南アメリカのジャングルを旅行することが夢だったのだ。彼はスリナムという小さな共和国に飛び、ジャングルに分け入って、スリナムの先住民の人びとの村に少しの間滞在した。その間彼は先住民と同じものを食べ、それには毎日ココナッツ料理が含まれていた。

ダフォーは言う。「**インディアンの首長によると、彼らの薬はすべてココナ**

ッツが基盤なんだそうです。ココナッツミルクも使うし、ジャングルで採れるほかの植物やハーブを使って薬を作るんです。彼らは、病気を防ぐために、調理したココナッツを毎朝食べます」。この滞在中にダフォーの健康状態は回復を見せ、体力とエネルギーが上昇して、体重も16キロ増えた。6週間後に家に戻った彼が再度検査を受けたところ、ウイルス負荷量が検出不能なレベルまで激減していた。彼の体中にあふれていたHIVウイルスは、測定できないまでになっていたのだ。

彼は今も毎朝、温かいシリアルと一緒に調理したココナッツを食べており、それがウイルスを制御し、おかげで体調が良いのだと確信している。生きる意欲を取り戻した彼は、「快調ですよ。今までになく活力を感じます」と言う。

ココナッツオイルがもつ、もうひとつの驚くべき効能は、心臓病を防ぐということだ。そう、心臓病を「予防する」のである。私たちは長い間、ココナッツオイルは心臓病を助長すると信じ込まされてきたが、近年の研究結果はその逆のことを証明しているのだ。実際、近い将来には、ココナッツオイルは心臓病やその他の循環器系疾患の治療のための強力な武器として、広く受け入れられるかもしれない。

以来私は、ココナッツオイルやその他のオイルについて研究を続けている。ココナッツオイルが潜在的にもっている健康効果にいたく感心したため、私は自分が学んだことを世界中の人と共有する義務を感じた。だからこの本を書いたのだ。

ここで言っておきたいのだが、私はココナッツオイルを販売しているわけではないし、ココナッツ関連産業との経済的な利害関係もない。私がこの本を書いた目的は、誤った思い込みや誤解を解き、ココナッツオイルがもたらす数々の癒やしの奇跡の一部を伝えることにある。この本の内容には驚かれるかもしれないし、信じられないと思うこともあるかもしれないが、それは私がでっちあげたわけではないのだ。この本の中で私が言っていることはすべて、正式に発表された科学論文や、歴史的文献や、個人的な体験によって立証されている。それらを検証したければ、巻末に参考文献や追加の情報源を挙げてある。

私がココナッツオイルの話をするたびに、人はまず「体に悪くないの?」と考える。この本を最初に目にしたとき、あなたもそう思ったかもしれない。でもちょっと考えてみてほしい。ほんの少し常識を働かせれば、ココナッツオイルが体に悪いと考えるのがどれほどばかげているかわかると思う。ココナッツ(とココナッツオイル)は、アジア、太平洋諸島、アフリカ、そして中央アメリカに住む何百万人の人びとが、何千年にもわたって重要な食物として利用してきた。そして彼らは伝統的に、ココナッツを食べない北アメリカやヨーロッパの人びとよりもはるかに健康なのである。現代的な食物を食べるようになる以前、こうした人びとの多くは、もっぱらココナッツに頼って生きていたと言える。彼らは、心臓病、ガン、関節炎、糖尿病、その他の現代病とは無縁だった――少なくとも、ココナッツをベースとした伝統的な食生活を捨てて、現代的な食べ物を食べるようになるまでは。ココナッツオイルが、これまで一般的に考えられてきたような悪者ではない、ということはすでに明らかだと思うし、そう思わない人も、このことは間もなく納得していただけることと思う。

THE COCONUT OIL MIRACLE

When taken as a dietary supplement,
used in cooking, or applied directly to the skin
or hair, coconut oil has been fond to:

Promote weight loss

Help prevent heart disease, cancer, diabetes, arthritis,
Alzheimer's, and many other degenerative diseases

Strengthen the immune system

Improve digestion

Prevent premature aging of the skin

Beautify skin and hair

CONTENTS

01

THE COCONUT OIL
MIRACLE

ココナッツオイルの真実

The Truth About Coconut Oil

もしもあなたが世界中を旅して、ほかのどこよりも高い健康水準をもっている民族、変性疾患の深刻な影響が比較的少ない民族を探したとしたら、南太平洋諸島に暮らす先住民に感心せずにはいられないだろう。熱帯の楽園に暮らす彼らは、ほかのほとんどの地域の人びとを苦しめる変性疾患の痛みや苦しみとはあまり縁がない。彼らは体が丈夫で健康なのだ。心臓病、ガン、糖尿病、関節炎はほとんど存在しない――少なくとも、伝統的な食事をとり続けている人たちの間では。

以前から研究者たちは、こうした島の住人が伝統的な食生活を捨てて西洋の食べ物を食べるようになると、彼らの健康状態が悪化することに気づいていた。生活が西洋化すればするほど、彼らの疾病は西洋で一般的な疾病に似かよっていく。心臓の専門医であり、ニュージーランドのウェリントン・ホスピタルで疫学科の主任を務めるイアン・A・プライアー医学士は、太平洋諸島の住民はこの傾向を非常にはっきりと示しており、祖先たちの食生活から離れれば離れるほど、痛風、糖尿病、アテローム性動脈硬化症（訳注　いくつかある動脈硬化症のひとつで、最も一般的な動脈硬化症。「動脈硬化症」というだけでアテローム性動脈硬化症を指すことも多い）、病的な肥満、高血圧症などの変性疾患の頻度が増すと言っている。

彼らを変性疾患からまもる奇跡の食べ物とは何なのか？　熱帯の太平洋諸島の文化圏ではどこにでも見られるのに、欧米の食習慣の中ではあまり見かけない、この不思議な食べ物とは？彼らの食事に共通する食べ物を調査すれば、バナナ、マンゴー、パパイヤ、キーウイフルーツ、タロイモ、ソテツの根、そしてココナッツなどが挙げられるだろう。これらはすべて熱帯地方に共通するが、広い範囲に普及して何百万人に及ぶ島の住人の主食になっているものは、ほんのいくつかしかない。たとえばマンゴーは限られた地域でしか採れず、島の住人のほとんどにとっては重要な食べ物ではない。同様にバナナも、中には豊富な地域もあるが、それ以外では比較的希少で、そういうところでは日常の食事にはほとんど登場しない。

環太平洋地域のポリネシア人とアジア人の社会で最も広く普及した食べ物は、タロイモとソテツの根、そしてココナッツの実なのである。タロイモとソテツの根は植物繊維と炭水化物が豊富で、世界のほかの地域では米や小麦が主食であるように、島の住人の多くにとっての主食となる。ただし栄養的には、これらは米や小麦に劣る。容量あたりに含まれるビタミンやミネラルが少ないのである。そういう食物が彼らの健康の秘密だとはとても考えられない。

このほかに唯一、この地域の人びと全員が食べているのがココナッツだ。ココナッツは何百年も前から、ほぼすべてのポリネシア人とメラネシア人、それにこの地域のアジア民族の多くが、主食として利用してきた。ココナッツは食物であり、調味料であり、飲み物にもなった。また、油分を多く含むことが珍重され、その油はあらゆる調理に利用されてきたのだ。

ココナッツオイルは世界中のさまざまな文化において、昔から、貴重な食料としてだけでなく、効果的な薬としても高く評価されてきた。熱帯地方のあちこちで、多くの伝統医学の体系がココナッツオイルを使っている。たとえばインドのアーユルヴェーダでは、処方薬のいくつかの重要な成分だ。アーユルヴェーダ医療はインドで何千年も昔から行われており、今でもそれを病気治療の主な手段とする人が何百万人もいる。

中央アメリカの一国、パナマでは、人びとが病気を乗り越えるのに、ココナッツオイルをコップ何杯分も飲むことで有名だ。ココナッツオイルを飲むと病気の回復が早まることを、何世代もかかって学んだのである。ジャマイカでは、ココナッツは心臓に良い強壮剤とされている。

ナイジェリアその他、アフリカの熱帯地方では、人びとはあらゆる病気の治療薬としてパームカーネルオイル（ココナッツオイルによく似ている）を頼りにしている。非常に長い間その効果が認められてきたため、伝統療法で最も一般的に処方されるのがパームカーネルオイルである。

中国では、2000年以上前に書かれた古い医学書に、少なくとも69種の病気の治療法や薬としてココナッツオイルが含まれている。ポリネシアの人びとはココヤシを、その栄養価と健康効果のために、ほかのどんな植物よりも大事にする。ココナッツがもつ奇跡的な癒やしの力は、それが生える土地の文化においては昔から知られていたが、最近になってようやく、こうした効能が世界のほかの地域でも知られるようになりつつあるのだ。

西洋ではまだ多くの人が知らないが、ココナッツに含まれる独特の油の治療効果は、脂質（油）の研究者の間ではよく知られている。ココナッツオイルは病院で、消化不良や吸収不良の病気をもつ患者の食事に使われたり、ほかの脂肪を消化できない乳児や幼児にもよく与えられる。流通しているほとんどの粉ミルクには、主要成分のひとつとしてココナッツオイルが含まれる。ほかの油と違い、ココナッツオイルは、心臓病、ガン、糖尿病、その他数多くの変性疾患の予防に役立つ。また免疫系を補助・強化して、感染症や病気の攻撃から体をまもるのである。体重の減少を促すという点でも油の中で特異で、そのため、世界で唯一の低カロリー油脂として知られるようになった。

私たちが暮らす現代社会では、常に脂肪摂取量を減らすように言われているので、ある特定の油をとるのは健康に良く、実際に病気を防ぐ、というと奇異に聞こえる。だが、もっと油をとるようにすることが、最も健康的に食生活を変化させる方法かもしれないのだ――それがココナッツオイルならば。

心臓病のリスクを低くしたければ、脂肪摂取量を、一日の総カロリー摂取量の30パーセント以下に抑えろ、と言われている。だがポリネシアの人びとは大量の脂肪を、主にココナッツから摂取する。中には総カロリー摂取量の60パーセントが脂肪という人もいる。良識的な量として提唱されている上限の2倍である。30パーセントを上限にするのは、西洋諸国の人が一般的に口にしている油に関しては良い目安だと思うが、ココナッツオイルはそれとは違うのだ。**ココナッツオイルは、健康を促進させる「良い」油のひとつなのである。**ココナッツオイルの研究が進むにつれ、ココナッツオイルはこれまでで最も優良な食用油であり、ほかの、高く評価されている油よりも、さらに健康に良いものであることが明らかになってきた。

ココナッツオイルという言葉を聞くたびに、ほとんどの人が飽和脂肪酸を思い浮かべ、したがって体に悪いに違いない、と思い込む。ココナッツオイルの主成分が飽和脂肪酸であるというのは事実だ。だがそういう人は、飽和脂肪酸にはいろいろな種類があって、それがみな体に違った影響を与えるということは知らないのだ。ココナッツオイルに含まれる植物性の飽和脂肪酸は、動物性食品に含まれるものとは種類が違う。その違いは非常に大きく、長年の科学研究で十分に実証されている。

もしもあなたが、飽和脂肪酸が含まれるという理由でココナッツオイルを避けてきたのだとしたら、あなたはほかの数多くの人びとと同様、自分の儲けのことしか考えない企業に意図的にだまされたのである。今はまだあなたは、ココナッツオイルが体に良いという考えには懐疑的で、抵抗を感じるかもしれない。私自身そう感じていたことがあった。だが、何年もの間、科学文献や実際の臨床使用例を徹底的に調べた結果から、このすばらしい食用油についての新しいイメージがあらわになったのだ。この本で紹介した情報の多くは最新のもので、医療関係者でさえ、ほとんどの人がまだ知らない。

料理に使う油をすべてココナッツオイルにすると決めるのは、何よりも健康的な決断かもしれない。**この本を読めば、ココナッツの実とココナッツオイルがもたらすさまざまな健康促進効果がわかるだろう。また今では多くの研究者が、ココナッツオイルを地球上で最も健康的な**

油と考える理由も、アジアやポリネシアの人びとの多くが、ココヤシを「生命の木」と呼ぶ理由もわかると思う。

トロピカルオイル戦争

「ココナッツオイルがそんなに良いものなら、なぜこんなに評判が悪いの？」とあなたは疑問に感じているかもしれない。簡単に言えば、金、政治、そして誤解がその理由だ。ココナッツオイルの成分が主に飽和脂肪酸であることは誰でも知っており、そして私たちは常に、飽和脂肪酸の摂取量を減らせ、と言われている。「飽和脂肪酸」という言葉はほとんど「心臓病」と同義語になってしまった。ココナッツオイルに含まれる中鎖の飽和脂肪酸と、肉やその他の食物に含まれる長鎖の飽和脂肪酸の違いを知っている人はほとんどいない。ほとんどの人にとって、飽和脂肪酸は飽和脂肪酸であり、食べ物の中に潜んで、あなたを心臓発作の攻撃でやっつける隙をうかがっている有害な物質のことなのだ。医療関係者でさえ、そこに違いがあることを知らない。飽和脂肪酸が1種類ではないことすら、ほとんどの人は知らないのである（種類の違いについては次章で説明する）。残念ながら、医療関係者や、健康やフィットネスについての記事を書くライターの多くは、人から聞いたことを繰り返すだけで、脂肪について理解しておらず、脂肪が体にどんな影響を与えるかを知らない。ココナッツオイルに関する真実が再び浮上するようになったのはごく最近のことなのだ。

ココナッツオイルに健康効果があることは、１９５０年代にはすでに、研究の結果が示し始めていた。ココナッツオイルは長い間、その栄養がさまざまに利用できる良質のオイルと考えられていたのである。

ではなぜココナッツオイルは、動脈を詰まらせる悪者として嫌われるようになったのだろう？　その犯人は主に、アメリカ大豆協会である。それは１９８０年代に始まった。当時のマスコミは躍起になって、新たに発見された健康への脅威について人びとに警告した――トロピカルオイル（訳注　熱帯地方産の油）である。ココナッツオイルは主に飽和脂肪酸で、心臓発作を引き起こす、とマスコミは宣言した。どこを見ても、ココナッツオイルやパームオイルを含む製品は「不健康」であると批判された。それに対する圧倒的とも思われる反響に応えて、映画館はポップコーンを大豆油で作るようになり、食品メーカーは長年使ってきたトロピカルオイルから大豆油に切り替え、レストランもトロピカルオイルを使うのをやめて、大豆油その他の植物油を使い始めた。１９９０年代初頭までには、トロピカルオイルの市場は縮小し、かつての規模のほんの一部になってしまった。このマスコミキャンペーンの仕掛け人たちは、トロピカルオイルに対する戦いに勝利を宣言した。

残念ながら、このオイル戦争の犠牲となったのは、アメリカの（そして世界中の）すべての男性、女性、それに子どもたちだったのだ。悲惨なことに、ココナッツオイルとパームオイルに取って代わったのは、水素添加された植物油（主に大豆油／訳注 詳しくは62ページ参照）――すべての油の中で、健康に最も有害な食用油のひとつだった。そしてこの、新手の健康ブームで得をしたのは、大豆産業界だけだったのだ。水素添加された植物油には、トロピカルオイルと同じくらいの飽和脂肪酸が含まれているが、それはココナッツオイルに含まれるような消化されやすい中鎖脂肪酸ではなく、有毒なトランス脂肪酸である。つまり、健康的なトロピカルオイルを、なんとも不快な、化学的に作り変えられた植物油で置き換えてしまったのだ。私たち全員が戦争の犠牲者なのだ――なぜならそういう油を含んだ食べ物を食べれば、私たちの健康は損なわれるのだから。

このキャンペーンは、アメリカ大豆協会が、競合となる輸入トロピカルオイルを排除するために慎重に練りあげた計画だった。1960年代と1970年代に行われた研究によると、ある種の飽和脂肪酸は血中コレステロールを増加させる。コレステロール値の上昇は心臓病を引き起こすリスクファクターとされており、したがって飽和脂肪酸は望ましくない食物成分であって、その摂取を控えるべきである、というわけだった。飽和脂肪酸を食べる量は少なければ少ないほどよい、というのが支配的な意見だった。

一般の人びとが、心臓病とつながりがあると思われる飽和脂肪酸に恐れをつのらせていくのを利用して、アメリカ大豆協会は健康危機のでっちあげに着手した。彼らが企んだ健康危機はあまりにおぞましく、文字どおり人びとはトロピカルオイルから逃げ出すことになった。1986年、アメリカ大豆協会は大豆農家に「脂肪撲滅キット」一式を送りつけ、政府の役人、食品会社などに、「飽和脂肪酸を多量に含む、パームオイルやココナッツオイルなどのトロピカルオイル」による市場侵犯に対する抗議文を送るよう促した。40万軒に及ぶ大豆農家の妻や家族は、全国に散らばって、大豆油がいかに健康的かを売り込むロビー活動をするように奨励された。公益科学センター（CSPI）のような、善意の、だが見当違いの健康促進団体もこの論戦に参入し、パームオイル、ココナッツオイル、パームカーネルオイルを、「動脈を詰まらせる脂肪」と呼ぶプレスリリースを発表した。

公益科学センターは非営利の消費者活動家グループで、1970年代に設立されてからずっと飽和脂肪酸を批判してきた。栄養学に関してさまざまな主張を行っていた当時の活動家のほとんどがそうであったように、公益科学センターは、すべての飽和脂肪酸は同類であるという誤った認識のもと、飽和脂肪酸を猛烈な勢いで攻撃した。アメリカ大豆協会の広報活動に勇気づけられた彼らは、その攻撃をさらに強化し始めた。飽和脂肪酸を多量に含むトロピカルオイルは、彼らが制作する宣伝用の印刷物やプレスリリース、そしてロビー活動を通じて、厳しく批判されたのである。まるで公益科学センターは、飽和脂肪酸を、人類を襲った過去最大の害悪だとでも考えているようだった。トロピカルオイルの市場を乗っ取るための戦いに、アメリカ大豆協会は、パワフルで声の大きい味方を見つけたのである。

栄養について責任ある教育を提唱することが目的のグループであると主張するわりには、公益科学センターは飽和脂肪酸を多く含む油、特にココナッツオイルに関しては驚くほど無知だった。飽和脂肪酸についての正しい情報を伝える代わりに、彼らは単に誤解や嘘をますますひどくしただけだったのである。公益科学センターが脂質生化学について無知であることは、彼らが発行した『Saturated Fat Attack（飽和脂肪酸の襲撃）』というタイトルの冊子を読めば明らかだ。一般人や医療関係者の多くがこの冊子にある情報にだまされたかもしれないが、栄養生化学の専門家であるメアリー・G・エニグ博士によれば、「この冊子には本質的な誤りが多数あり、それには、脂質や油に関する生化学的な説明の誤りや、数多くの食品の脂質・油の組成成分に関する完全に間違った記述が含まれる」という。だがほとんどの人はこのことを知らなかったわけで、この冊子をはじめ、公益科学センターが配布した不正確な情報は、トロピカルオイルを完全に避けるよう、多くの人を説得することに成功した。正確な科学的知識が欠けていたために、公益科学センターはアメリカ大豆協会の、疑うことを知らない操り人形になったのだ。

1988年10月、心臓発作を乗り越えて全国ハートセイバー協会を設立したネブラスカ州の大金持ち、フィル・ソコロフが、このマスコミ騒動に加わった。彼は新聞に全面広告を載せて、飽和脂肪酸を多量に含むトロピカルオイルを使う食品会社を、「アメリカに毒を盛っている」と糾弾し始めた。彼は、飽和脂肪酸を多く含む油を極端に嫌い、健康に危害を与えるものとしてトロピカルオイルを猛烈に攻撃する全国的な広告キャンペーンを展開した。ある広告には、火をつけた導火線つきのココナッツ「爆弾」が描かれ、消費者に向かって、彼らの健康がココナッツオイルやパームオイルによって脅かされていると警告した。ココナッツオイルは心臓病を引き起こす、と誰もが信じるようになるのに、時間はかからなかった。

食品会社もこの動きに加わった。トロピカルオイルに反発する消費者の心情を儲けに換えようと、製品に「トロピカルオイル不使用」と書いたラベルを加えようとしたのだ。米連邦取引委員会（FTC）はこれを違法と判断した。なぜならその記述は、その製品に健康上の有効性があることを示唆し、トロピカルオイルが含まれないからより有効性が高い製品である、と言っているが、それを裏づける証拠はなかったからである。

作り話の勝利

一方、マレーシアからトロピカルオイルを輸出していた業者たちは広報キャンペーンを展開し、マレーシアの製品に対する「悪意に満ちた脅し作戦」に対抗した。トロピカルオイル戦争たけなわだった。それはアメリカの、年間30億ドルに及ぶ植物油市場を懸けた戦いだった。そこで優勢だった国産の大豆油生産者が、海外からの競合に対して悪意のあるプロパガンダ戦争を仕掛けたのである。トロピカルオイル業界には味方は少なく、報復のための資金も敵に比べて少なく、アメリカ大豆協会と公益科学センター、さらにほかの団体が加わっての攻撃には太刀打ちできなかった。トロピカルオイルを攻撃する間違った情報の流布に対し、唯一あがった抗議の声に耳を傾ける者は、ほとんどいなかったのである。

ココナッツオイルに対する攻撃が始まったとき、ココナッツオイルのことを知っている医療関係者や研究者は不思議に思った。ココナッツオイルが心臓病を引き起こさないこと、数々の健康効果をもっていることを、彼らは知っていたからである。誤解を解こうと行動した者もいた。だがそのときにはすでに、世論はすっかりアメリカ大豆協会の側についており、人びとは聞く耳を持たなかったのである。

トロピカルオイルについて知っている研究者が、上院聴聞会で、トロピカルオイル製品が健康に与える影響についての証言を求められた。ハーバード・メディカル・スクールの研究員ジョージ・ブラックバーン博士は、１９８８年６月21日に開かれたトロピカルオイルに関する議会聴聞会で、「ココナッツオイルは血中コレステロールには影響を及ぼさず、それはココナッツオイルが唯一の脂質源である場合でも同様である」と証言している。元メリーランド州立大学の研究員で、脂質と油の専門家であるメアリー・G・エニグ博士は、「これらのトロピカルオイルは、さまざまな民族において何千年もの間、食料の重要な一部として摂取されてきたが、これらの人びとに有害な影響があったという証拠は一切ない」と言っている。

かつてアメリカ公衆衛生局長官だったエヴェレット・クープ博士は、トロピカルオイルをめぐるパニックを「ばかばかしい」と言い、商業的利益のために非難の矛先を他者に向けようとしたり、無知蒙昧にも飽和脂肪酸ヒステリーに追随するのは、「何の意味もないことで大衆をおびえさせている」とも言った。

ウェイン州立大学で食物栄養学科のディレクターを務めるデヴィッド・クラーフェルド博士は、反トロピカルオイル運動を「わけのわからない広報活動」と呼んだ。彼は、アメリカ人の食生活でトロピカルオイルが占める割合は2パーセントにすぎず、仮にトロピカルオイルが、アメリカ大豆協会が言うほど害のあるものであったとしても、健康に影響はない、と指摘した。

「アメリカ人の食生活で摂取されるトロピカルオイルの量は非常に少ないので、心配する理由はない。世界で最もパームオイル摂取量が多いのはコスタリカとマレーシアだが、彼らの心臓病罹患率と血清コレステロール値は、西欧諸国の数字よりもはるかに低い。これ（トロピカルオイルをめぐるパニック）はそもそも、健康問題として実在しなかったのである」

権威ある医療関係者や脂質研究者らによるこうした証言があったにもかかわらず、マスコミはそれをほとんど無視した。飽和脂肪酸問題は、ニュースであり、トップ記事になる。主要な新聞、テレビやラジオのネットワークは、反飽和脂肪酸広告を掲載し、危機感を煽《あお》る記事を書いた。たとえば「地獄から来たオイル」という見出しの記事だ。ココナッツオイルの真実を知っている者は無視され、マスコミの報道に洗脳された者によって批判さえされた。アメリカ大豆協会とその盟友が引き起こした狂乱騒ぎのために、彼らが吹聴した作り話が、科学的な事実に勝利したのである。

トランス脂肪酸の呪い

世論に応じる形で、マクドナルド、バーガーキング、それにウェンディーズが、それまで使っていた、飽和脂肪酸を多く含む油を、より「健康的」な植物油に替えると発表した。植物油への変更によって、実際には揚げた食品の脂肪含有量は増加した。より健康的な変化とはとても言えない。食品医薬品局その他の機関が行ったテストによれば、牛脂で揚げたフライドポテトは植物油で揚げたものより油の吸収が少なく、そこから推定できるのは、植物油に変更したことによってフライドポテトの脂肪含有率が2倍以上になり、その結果、肪摂取量も増える、ということだった。さらに、その油は水素添加されていた。そうした油は有害なトランス脂肪酸を含むので、牛脂よりも健康に悪い。トランス脂肪酸は、牛脂よりも血中コレステロールに悪影響があり、したがって心臓病につながるリスクも大きいと考えられている。

アメリカ大豆協会は、もともと存在していなかった健康危機をつくり出すことに成功した。一般人のほとんどは、栄養について概して無知だったがために大豆産業界に味方することになったわけであり、これは、お金と政治が真実を踏み潰すことが可能であることの証拠だ。実際には一般市民による抗議などは存在しなかった。変化をもたらしたのは主に、攻撃的なネガティブキャンペーンだったのだ。

その結果、主要食品会社のほとんどが消費者の恐れに敏感に反応し、何百という製品の成分配合を変えて、トロピカルオイルを水素添加された油（水素添加油）に置き換えた。1990年代以降、ファストフード業界は、牛脂やトロピカルオイルではなく、水素添加植物油でフライドポテトを揚げている。彼らがそうしたのは、植物油はほかの油より健康に良い、というのが巷で優勢な意見だったからだ。

1980年代の終わり頃まで、トロピカルオイルは、パン、クッキー、クラッカー、スープ、シチュー、ソース、キャンディー、そしてさまざまな冷凍食品や調理済み食品など、食品の多くに普通に使われていた。トロピカルオイルは食品に望ましい特性を与えるので、食品産業においては広く使われていたのだ。飽和脂肪酸が主成分であるこれらの植物油は非常に安定性が高く、多価不飽和脂肪酸を主成分とする油のように腐らない。トロピカルオイルを使った食品は鮮度が長持ちし、体にも良いのである。

トロピカルオイル戦争のおかげで、ココナッツオイルとパームオイルは私たちの食べ物からほとんど姿を消した。その結果、私たちは現在、ココナッツオイルに含まれる、健康を促進する脂肪酸を以前よりずっと少量しかとらない一方、水素添加された大豆油に含まれ、健康を害するトランス脂肪酸をはるかに大量にとるようになっているのだ。

今日アメリカで使われている植物油の80パーセント近くは大豆からとれる。そのうち4分の3は水素添加されている（最大50パーセントのトランス脂肪酸を含む）。これはつまり、以前は食品に含まれていなかった有害なトランス脂肪酸が、今では私たちの食べるものに大量に含まれているということだ。

たとえばレストランで1回食事をした場合、1982年には2・4グラムだったトランス脂肪酸が、現在ではなんと19・2グラムも含まれているのだ。食材には変化はない。違うのは油だけだ。水素添加した油はいたるところで使用されているので、私たちは食事のたびに（食べ物を素材から自分で調理しない限り）、トランス脂肪酸に苦しめられることになる。

そう、私たちは戦争に負けたのだ。ココナッツ製品を常時食べていれば得られる健康効果を、私たちは失ってしまった。そして得たものもある。心臓病、ガン、糖尿病、感染性疾患、病的な肥満、そして免疫機能障害で苦しむ可能性が増えたのだ。これらはすべて、水素添加、及び部分水素添加植物油と関係があることがわかっている疾患だ。アメリカ大豆協会による狡猾《こうかつ》なマーケティング戦略と、見当違いな公益団体の活動のおかげで、私たちは良質の、健康を促進する脂質を、非常に有害で健康に悪い脂質で置き換えてしまったのである。

この戦争の残り火は今も燃え続けている。無知なライターや講演者は、「動脈を詰まらせる」飽和脂肪酸を含むと言って、ココナッツオイルを弾劾し続けているのだ。だが、誰を信じるかはあなた次第である。あなたが信じるのは、巨額の儲けがかかっている大豆産業界の言うことだろうか、それとも、大量のココナッツオイルをとり、私たちよりもずっと健康な太平洋諸島の住民や、ココナッツオイルをたっぷり食べても世界で心臓病罹患率が最も低い国のひとつである、スリランカの住民を対象とした研究の結果だろうか？　私自身は、ココナッツオイルを食べても心臓病にならない人たちのことを信用する。西欧諸国に暮らす私たちは、ココナッツオイルはほとんどとらず、水素添加した植物油をかなりの量口にする。その結果はどうだろう？　心臓病が蔓延し、死因の第1位だ。

研究によって、天然のココナッツオイルを普段の食生活でとることは、血中コレステロールには何の影響も与えないことが明らかになっている。水素添加されておらず、不純物が混じっていないココナッツオイルは、健康にはまったく害がないのだ。疫学的研究によれば、ココナッツオイルを大量に摂取する人びとには、ココナッツオイルをほんの少量しかとらない人びとと違って、心臓病がほとんど発生しないということがはっきりと証明されている。もしもココナッツオイルが健康に有害であるならば、ココナッツオイルを大量摂取する人びとの罹患率や死亡率に表れるはずだ。ところが彼らは世界でも最も健康な人びとなのである。

単純かつ論理的に考えれば、アメリカ大豆協会による組織的な中傷は明らかに否定される。**第2章以降を読めばおわかりのように、ココナッツオイルは数々の健康効果をもっていて、まさに「地上で最も健康的なオイル」と呼ぶのがふさわしいのである。**

02

THE COCONUT OIL
MIRACLE

脂質を理解しよう

Understanding Fats

この章では、飽和脂肪酸と不飽和脂肪酸の違いを述べ、ココナッツオイルがなぜほかの油と違うのか、その理由を説明しよう。それぞれの油の特徴はその化学組成によって決まるので、化学用語を使って説明しないわけにはいかないのだが、残念ながら、化学の話をすると、それをきちんと勉強していない人は混乱しやすい。専門家でない人にも理解できるように簡潔に説明するので、どうか我慢していただきたい。もしも混乱しても構わない。そうしたら流し読みして、章の最後に進もう。この章の目的は科学的な基礎知識を提供することだが、化学のことを知らなくても、ココナッツオイルを使ってその恩恵にあずかることはできる。

トリグリセリドと脂肪酸

脂肪の話をするのに、医師はよく脂質という言葉を使う。脂質とは、体内にある数種の脂肪状の化合物を指す総括的な言葉だ。その中で、圧倒的に量が多く、最も重要度が高い脂質がトリグリセリド類である。通常、脂肪や油の話をするときは、大抵はこのトリグリセリド類のことを指す。ほかの2種類の脂質――リン脂質とステロール（コレステロールを含む）――はトリグリセリド類ではないので、正確にいえば脂肪ではない。ただしこの2つは脂肪と似た特徴があるので、脂肪と呼ばれることも多い。

脂肪と油の違いは何だろうか？　脂肪と油という2つの言葉は、通常、同じ意味で使われる。一般的にいえば、唯一の違いは、脂肪は常温で固体、油は液体とされているという点だ。たとえばラードは脂肪と呼ばれるが、コーン油は油と呼ばれる。だが、両方とも脂質である。

ステーキにナイフを入れたときに見られる白い脂肪組織は、トリグリセリド類でできている（コレステロールも含まれるが、こちらは肉繊維に混ざり込んでいて肉眼では見えない）。私たちを困らせる脂肪――二の腕からぶら下がり、ももをぶよぶよさせ、お腹を三段腹にする脂肪――もトリグリセリド類だ。私たちの体脂肪を構成し、食べ物として目にし、口にするのがトリグリセリド類である。植物性のものも動物性のものも含め、食べ物に含まれる脂質の約95パーセントはトリグリセリド類なのだ。

トリグリセリド類は、脂肪酸と呼ばれる分子からできている。脂肪酸分子が3つ集まると、トリグリセリド分子が1個できる。3つの脂肪酸は、1個のグリセロール分子で連結され、グリセロール分子は、いわばトリグリセリドの背骨の役割を果たす。

脂肪酸には何十という種類がある。これらは大きく、**飽和脂肪酸、一価不飽和脂肪酸、多価不飽和脂肪酸**という3つのカテゴリーに分類されている。それぞれのカテゴリーには複数の種類が含まれる。つまり、飽和脂肪酸にもいろいろあるし、一価不飽和脂肪酸と多価不飽和脂肪酸にもさまざまなタイプがあるのである。

飽和、不飽和にかかわらず、それぞれの脂肪酸は体に対して異なる作用をもち、健康にさまざまな影響を与える。したがって、ある種の飽和脂肪酸は体に悪くても、ほかの飽和脂肪酸は健康に良いかもしれない。一価不飽和脂肪酸と多価不飽和脂肪酸についても同様である。たとえば、オリーブオイルをとる人は、ほかの油を食用にする人びとと比べて心臓病が少ないため、オリーブオイルは「良い」脂肪のひとつとされる。オリーブオイルは主に、オレイン酸と呼ばれる一価不飽和脂肪酸でできている。ただし、すべての一価不飽和脂肪酸が健康に良いわけではない。エルカ酸と呼ばれる別の一価不飽和脂肪酸は、知られる限りのあらゆる脂肪酸の中で、おそらく最も心臓に有害だ（Belitz and Grosch, 1999）。化学的に言えばこの2つの違いはごく小さい。同様に、多価不飽和脂肪酸の中にも有害なものがある。

一方、ココナッツオイルに含まれる飽和脂肪酸には害がなく、逆に健康を促進する。つまり、ある油が主に飽和脂肪酸だから「悪い」油で、一価不飽和脂肪酸または多価不飽和脂肪酸だから「良い」油である、というふうには言えないのだ。良いか悪いかは、単に飽和状態の程度ではなく、どういう種類の脂肪酸かによるのである。

食用油には、飽和脂肪酸のみ、または不飽和脂肪酸のみでできているものはない。天然の脂肪や油はすべて、3つのカテゴリーの脂肪酸が交ざっている。ある油が飽和している、とか一価不飽和である、とかいうのは単純化のしすぎだ。

オリーブオイルはよく「一価不飽和」であるといわれるが、これはオリーブオイルが主に一価不飽和脂肪酸でできているためで、ほかのすべての植物油と同様に、一部は多価不飽和脂肪酸と飽和脂肪酸である（さまざまな脂肪や油に3種類の脂肪酸がそれぞれどれだけ含まれているかは、47ページの表を参照のこと）。

一般に、動物性脂肪は飽和脂肪酸の含有率が最も高い。植物油にも、一価不飽和脂肪酸と多価不飽和脂肪酸のほかに飽和脂肪酸が含まれる。**植物油のほとんどは多価不飽和脂肪酸を多く含むが、例外がパームオイルとココナッツオイルで、この2つは飽和脂肪酸の率が非常に高い。**

ココナッツオイルは、飽和脂肪酸が92パーセントにも及ぶ——牛脂、ラードを含め、ほかのどの脂肪よりも高い数字だ。

それぞれの脂肪がどれほど健康に良いかは、さまざまな要素によって決まる——飽和度、炭素鎖の大きさ、過酸化反応やフリーラジカル生成の起きやすさなどである。

飽和度と大きさ

飽和、一価不飽和、多価不飽和という言葉をよく耳にするが、それはどういう意味なのだろう？ 飽和脂肪酸とは、何によって飽和しているのか？ 飽和度は健康にどんな影響を与えるのだろうか？ こうした疑問にお答えしよう。

すべての脂肪酸は、主に、炭素原子に異なった数の水素原子が結合して鎖状になったものでできている。1個の炭素原子には最大2個の水素原子が結合できる。炭素原子に2個の水素原子が結合した脂肪酸分子は、結合が可能な最大数の水素が結合しているので、水素で「飽和」している、という。これが**飽和脂肪酸**と呼ばれる脂肪酸である。これより水素原子が1組少な

表1　食物に含まれる脂肪の組成表

脂肪	飽和脂肪酸（%）	一価不飽和脂肪酸（%）	多価不飽和脂肪酸（%）
キャノーラ油	6	62	32
サフラワー油	10	13	77
ヒマワリ油	11	20	69
コーン油	13	25	62
大豆油	15	24	61
オリーブオイル	14	77	9
鶏脂	31	47	22
ラード	41	47	12
牛脂	52	44	4
パームオイル	51	39	10
バター	66	30	4
ココナッツオイル	92	6	2

い脂肪酸を**一価不飽和脂肪酸**と呼ぶ。水素原子が2組以上少なければ、**多価不飽和脂肪酸**と呼ばれる。結合している水素が少なければ少ないほど、その脂肪は不飽和度が高いとされる。一組の水素原子が欠けていると、隣り合う炭素原子同士が二重結合しなければならず(左図を参照)、炭素鎖に弱連結ができて、これが健康に大きな影響を与える。

飽和度という概念は、子どもがいっぱい乗っているスクールバスに喩えて説明できる。バスは炭素鎖を示し、子どもが水素原子だ。バスの座席は1つにつき2人の子どもが腰かけられる——炭素原子1個が水素原子2個までと結合できるのと同じである。定員いっぱいで空いている座席が1つもないバスは、飽和脂肪酸に似ている。これ以上の子どもはこのバスには乗れない。もしも子どもが2人バスを降りて、座席が1つ空いたとすると、これが一価不飽和脂肪酸である。4人以上がバスを降りて、空いている座席が2つ以上あるものが多価不飽和脂肪酸だ。半分しか座席が埋まっていないバスは、不飽和度が非常に高い脂肪酸ということになる。

脂肪酸鎖の長さ、つまりスクールバスのサイズも重要である。脂肪酸の中には、炭素原子が2個しかないものもあるし、24個またはそれ以上あるものもある。炭素原子が2個の脂肪酸は

図 1-1　飽和脂肪酸は、結合が可能な最大数の水素（H）が結合している。この図はステアリン酸で、牛脂に多く含まれる、炭素数 18 の飽和脂肪酸である。

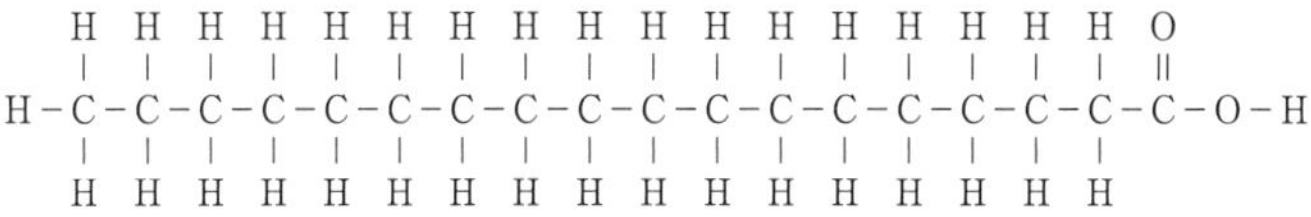

図 1-2　飽和脂肪酸から水素原子を１組取り除くと、炭素同士が二重結合を起こし、不飽和脂肪酸（この場合は一価不飽和脂肪酸）となる。この図は炭素原子 18 のオレイン酸で、主にオリーブオイルに含まれる。

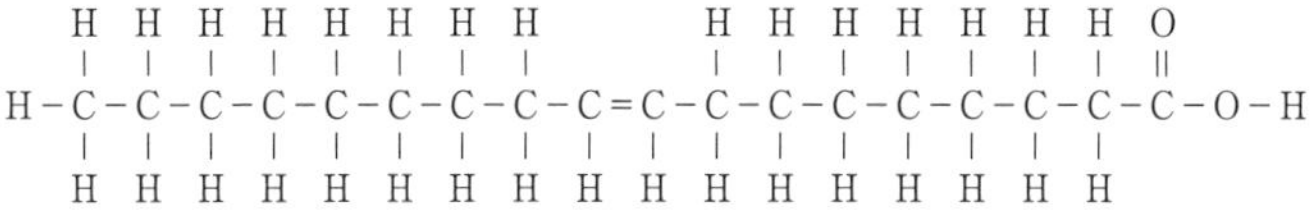

図 1-3　水素原子が２組以上少なく炭素の二重結合が２箇所以上のものは、多価不飽和脂肪酸と呼ばれる。この図はリノール酸で、炭素原子 18 の多価不飽和脂肪酸である。最も一般的な脂肪酸であり、植物油の大部分に含まれる。

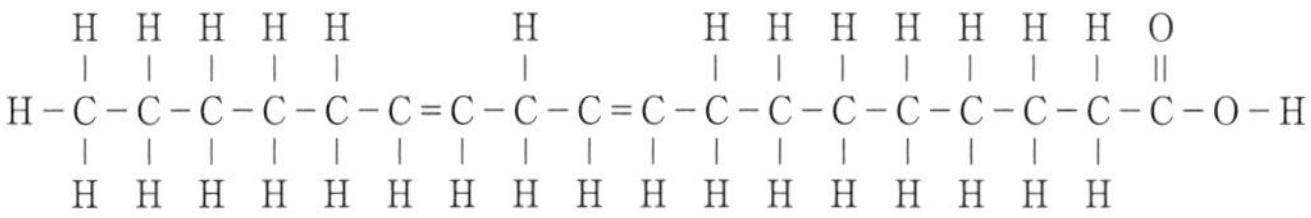

座席が2つしかないバスのようなもので、1つの座席に2人ずつ、最大4人までの子どもしか乗せられない。炭素原子が24個ある脂肪酸は、座席が24個ある長いバスで、子どもが48人乗れる。

酢に含まれる酢酸の炭素鎖は、炭素原子2個分の長さしかない。もっと長い炭素鎖には、4個、6個、8個、あるいはそれ以上の炭素原子を持つものがある。天然の脂肪酸は普通、炭素原子の数が偶数である。バターに含まれることが多い脂肪酸の一種である酪酸は、4個の炭素原子から成る炭素鎖を持つ。肉や魚に含まれる主要な脂肪酸は、14個以上の炭素原子を持っている。牛脂にはステアリン酸が含まれることが多いが、これには18個の炭素原子がある。14個から24個の炭素原子を持つ脂肪酸は、**長鎖脂肪酸**（LCFA）と呼ばれる。**中鎖脂肪酸**（MCFA）は炭素原子が6個から12個のもの、**短鎖脂肪酸**（SCFA）の炭素原子は6個未満である。炭素鎖の長さは、食べ物に含まれる脂肪がどのように消化され、代謝され、体にどのような影響を与えるかを決定する重要な要素だ。

長さが同程度な脂肪酸が、グリセロール分子によって3個結合すると、その結果できる分子は、長鎖脂肪酸トリグリセリド（LCT）、中鎖脂肪酸トリグリセリド（MCT）、短鎖脂肪酸トリグリセリド（SCT）と呼ばれる。食品やサプリメントのラベルにある原材料のリストに、中鎖脂肪酸トリグリセリドまたはMCTと記載されているのを見ることも多いだろう。

脂肪酸の飽和度、それに炭素鎖の長さは、ともにその脂肪酸の化学的特性と、それが私たちの健康に与える影響を決定づける。**飽和度が高く、炭素鎖が長いほど、脂肪は硬くて融点が高い。**ラードに含まれるような飽和脂肪酸は室温では固体だし、コーン油のように多価不飽和脂肪酸が主な油は室温で液体になる。一価不飽和脂肪酸は室温では液体だが、冷蔵庫に入れるとわずかに固まって、白濁したり、半固体になる。

53ページの表2は、食品に最も一般的に含まれる脂肪の一覧である。人間をはじめ、動物の細胞に含まれる脂肪は主に、ステアリン酸、パルミチン酸、オレイン酸から成るトリグリセリドだ。オレイン酸は一価不飽和脂肪酸、ステアリン酸とパルミチン酸は飽和脂肪酸である。食物に含まれる飽和脂肪酸にはいくつかの種類がある。たとえば牛乳には、パルミチン酸、ミリスチン酸、ステアリン酸、ラウリン酸、酪酸、カプロン酸、カプリル酸、カプリン酸が含まれる。それぞれの脂肪酸が、炭素鎖の長さとその不飽和度（二重結合の数）によって、異なった影響を体に与える。

脂肪を構成する成分として見つかっている飽和脂肪酸の炭素原子の数は、多いもので26個（C：26）、少ないものは2個（C：2）である。これらのうち、パルミチン酸（C：16）が最も一般的で、ほとんどすべての脂肪に含まれている。ミリスチン酸（C：14）とステアリン酸（C：18）も、よくある飽和脂肪酸だ。

短鎖脂肪酸は比較的珍しい。短鎖脂肪酸が含まれる最も一般的な食べ物は、酢とバターである。牛乳にもごくわずかだが短鎖脂肪酸が含まれる。それがバターを作る過程で濃縮され、バターの総脂肪含量の約12パーセントを占める。中鎖脂肪酸も比較的まれだが、熱帯地方産のナッツやオイルに中程度の濃度で含まれている。

自然界に見られる脂肪酸の中では、長鎖脂肪酸が圧倒的に多い。最も効率的でコンパクトなエネルギー源なので、植物でも動物でも、貯蔵脂肪には最もふさわしい。人間の体内、及び動物の脂肪細胞はほとんど完全に長鎖脂肪酸だし、植物の脂肪もそうだ。私たちが食べるものに含まれる脂肪の大部分も長鎖脂肪酸でできている。**短鎖脂肪酸や中鎖脂肪酸を含む天然の食料はわずかしかない。その中で群を抜いているのがココナッツオイルである。**

表2　脂肪酸の炭素原子と二重結合の数

脂肪酸	炭素原子数	二重結合数	豊富に含む食物
飽和脂肪酸			
酢酸	2	0	酢
酪酸	4	0	乳脂肪
カプロン酸	6	0	乳脂肪
カプリル酸	8	0	ココナッツオイル
カプリン酸	10	0	パームオイル
ラウリン酸	12	0	ココナッツオイル
ミリスチン酸	14	0	ニクズク油
パルミチン酸	16	0	動物油・植物油
ステアリン酸	18	0	動物油・植物油
アラキジン酸	20	0	ピーナッツ油
一価不飽和脂肪酸			
パルミトレイン酸	16	1	乳脂肪
オレイン酸	18	1	オリーブオイル
エルカ酸	22	1	ナタネ(キャノーラ) 油(*)
多価不飽和脂肪酸			
リノール酸	18	2	植物油
アルファリノレン酸	18	3	亜麻仁油
アラキドン酸	20	4	レシチン
エイコサペンタエン酸	20	5	魚油
ドコサヘキサエン酸	22	6	魚油

*ナタネ油は、非常に有害な脂肪酸であるエルカ酸を最大55パーセント含む。私たちが食べるキャノーラ油は、エルカ酸を1パーセント以下に抑えるように遺伝子操作されたもの。

トロピカルオイルだけがもつ特徴

ココナッツオイルと、その親戚であるパームオイル、パームカーネルオイル（訳注　アブラヤシの種の油）がほかの油と違うのは、中鎖脂肪酸と短鎖脂肪酸を自然界で最も豊富に含み、それによって驚くほどの健康促進効果をもっているという点だ。

パームオイルに含まれる中鎖脂肪酸はわずかだが、ココナッツオイルとパームカーネルオイルは、私たちの食べ物の中で圧倒的に豊富な中鎖脂肪酸を含む――パームカーネルオイルは58パーセント、ココナッツオイルは64パーセントが中鎖脂肪酸である。両方とも主に中鎖脂肪酸でできているので、これらの油が健康に与える影響は、中鎖脂肪酸がもつ化学的・生物学的特徴によって決まる。

食物中の脂肪のほとんどは、食べた直後にエネルギーとして使われない場合、体の脂肪組織として蓄えられるが、主に中鎖脂肪酸と短鎖脂肪酸で構成されるココナッツオイルが体に与える影響は、肉や植物油に豊富に含まれる典型的な長鎖脂肪酸（飽和脂肪酸・不飽和脂肪酸ともに）とは、まったく異なっている。**ココナッツオイルに含まれる中鎖脂肪酸は分解されて主に**

エネルギー生産に使われ、体脂肪になったり、動脈その他の場所に沈着することがほとんどない。脂肪ではなくエネルギーを生むのだ。中鎖脂肪酸は血中コレステロールには悪影響を与えないし、心臓病を防ぐのに役立つのである。

フリーラジカル

この30年間の研究で、変性疾患の発症や老化の大きな要因がフリーラジカルであることがわかった。フリーラジカルというのは、簡単に言うと、外郭の電子の1つが失われて不対電子が取り残された状態の、暴れん坊の分子のことだ。非常に不安定でパワフルな分子実体であるフリーラジカルは、近隣の分子をすばやく攻撃して電子を奪う。すると隣の分子は電子が1個少なくなり、今度はそれが高反応性のフリーラジカルとなって、さらに近くの分子から電子を奪う。このプロセスが有害な連鎖反応となって、何百、何千という分子に作用しかねない。

フリーラジカルになった分子は、物理的・化学的特徴が恒久的に変化してしまう。その分子が生きた細胞の一部である場合、細胞全体の機能が損なわれる。フリーラジカルは、文字どおり細胞の保護膜を引き裂きながら細胞を攻撃するのである。細胞の遺伝子情報を伝える、細胞核やＤＮＡといった傷つきやすい細胞成分は損傷を受け、細胞の突然変異や破壊につながる。

細胞を攻撃するフリーラジカルが多いほど害は大きく、重要な臓器や関節、さまざまな系に、深刻な損傷を与える可能性も高くなる。フリーラジカルによるダメージは、組織の完全性を損ない、病気を引き起こすとされている。細胞がフリーラジカルの攻撃を受けると、組織は次第にその機能が損なわれていく。研究者の中には、フリーラジカルによる細胞の破壊が老化の主な原因であると考える者もいる。体が歳をとればとるほど、一生の間にフリーラジカルの攻撃から受けたダメージが溜まっていくのだ。

現在、その原因や発現にフリーラジカルが関係していることがわかっている変性疾患は約60種あるが、そういう疾患の種類は増え続けている。当初、心臓病やガンなど、死亡につながる主要な病気とフリーラジカルの関係を解明した研究は、その後、アテローム性動脈硬化症、脳卒中、静脈瘤、痔、高血圧、肌のシワ、皮膚炎、関節炎、消化器官の病気、生殖器の病気、白内障、精力消耗、糖尿病、アレルギー、記憶障害などもまた、フリーラジカルと関係があることを明らかにしている。

私たちが呼吸する空気の汚染も、食べ物や飲み物に含まれる化学添加物や毒物も、フリーラジカルとの接触につながる。フリーラジカル反応の一部は、細胞代謝という自然な過程においても起きる。環境の中のフリーラジカルを完全に回避することはできないが、その量を制限することはできる。たとえばタバコの煙は肺の中でフリーラジカル反応を起こす。体中に影響を与える有害なフリーラジカル反応を特に促進する食品や食品添加物もある。フリーラジカルの原因となるこうした物質との接触を制限できれば、さまざまな変性疾患の発症リスクは低くなる。**そういう意味で、どういう油を使うか、ということが、あなたの健康を大きく左右する——なぜなら、多くの油はフリーラジカルの生成を促進するからだ。**

多価不飽和脂肪酸が豊富な油

脂肪摂取量を減らすよう栄養士に言われると、私たちは反射的に、飽和脂肪酸を多く含む油のことだけを思い浮かべる。だがそのアドバイスは、多価不飽和脂肪酸が多い油を含む、あらゆる種類の油について言っているのだ。飽和脂肪酸を減らそうとして、動物性の油を植物油に替える人が多いが、植物油の多くは、必死で避けようとしている動物性油と変わらないどころか、動物性油より有害であるものさえある。**植物油が有害になる原因はその不飽和度だ。多価不飽和脂肪酸の分子内に見られる炭素二重結合は非常に酸化しやすく、フリーラジカルができやすい。**

多価不飽和脂肪酸を多く含む油は、酸素、熱、光（太陽光及び人工光）に触れて酸化すると有害化して、酸敗臭がするようになり、フリーラジカルが生成される。フリーラジカルは、私たちが蓄えている抗酸化物質を枯渇させ、組織や細胞にダメージを与える化学反応を起こす。**種子から油を搾《しぼ》ると、油はその直後から酸素、熱、光にさらされるので、工場から出荷される以前に酸化の過程は始まっている。私たちが店でその油を買うときには、すでにある程度、傷んでいるのである。**加工の工程が長ければ長いほど、油が酸化する可能性は高くなる。一番安全な植物油は、低温で加工され、濃い色の容器に入って売られているものだ。コールドプレス（低温圧搾《あっさく》）されたオイルは加工の工程が最も少ないので、天然の抗酸化物質がほとんどそのまま残っている。この抗酸化物質は、酸化とフリーラジカルの生成を遅らせて劣化を防ぐので、重要である。

油は嘘をつくのが得意で、善玉と悪玉の区別がつきにくい。外見はどれもほぼそっくりだ。どんなに有害な植物油も、見た目は、理想的な条件のもとで搾られたばかりの油と同じようにきれいで純粋だったりもする。スイスのネスレ中央研究所のユルグ・ロリガー博士は、権威ある著書『Free Radicals and Food Additives（フリーラジカルと食品添加物）』の中で、植物油の一次酸化生成物は味も香りも特に問題がないが、二次酸化生成物は一般的に、風味を変える力が強く、製品の化学構造を変質させる可能性があると言っている。つまり純粋な植物油は、傷んでいても、味や香りに表れないのでそれがわからない場合があるのである。だからあなたは、酸化した植物油を食べても気づかないかもしれない――ただし、ほかのものと混ざると、フリーラジカル反応によって混ぜたものが不快な味や臭いをもつことはあるかもしれないが。

植物油は、倉庫に保管され、高温のトラックで輸送され、店頭に並んでいる間に酸敗する。その間は冷蔵されていない。多くの場合は透明の容器に入っており、光が射し込んでさらにフリーラジカルを生成する。売れるまでに、高温と光に何カ月もさらされているかもしれない。純粋な植物油は酸敗してもそれとわかる徴候を示さないので、私たちは食べても大丈夫と思ってしまう。だが通常の方法で圧搾され、精製された植物油はどれも、店頭に並ぶまでにはある程度酸敗しているのである。

しかも私たちが買った油は、キッチンの棚の中に何カ月もある。そしてほとんど必ず、食べ物の加熱調理に使われる。調理することで酸化は加速し、油はさらに酸敗して有害になる。コールドプレス方式で作られた油を健康食品店で買っておきながら、それを調理に使うことで体に悪いものに変えてしまうというのは皮肉なことだ。加熱した液状コーン油を含む食事をとる人は、非加熱のコーン油を含む食事をとる人に比べてアテローム性動脈硬化症の発生率が高いという研究結果がある。たとえ少量でも、多価不飽和脂肪酸を多く含む植物油を加熱したものは、長期間にわたって頻繁に食べれば健康に影響が出る。

すべての植物油は、密閉した不透明な容器に入れて冷蔵庫で保管すべきである。そうすれば、フリーラジカルの生成が完全に止まるわけではないが、生成を遅くすることができる。これまでそうやって保管していなかった油がある人は、今すぐ捨てたほうがいい。それで無駄になるわずかなお金よりも、あなたの健康のほうが大事だ。

現在売られている植物油の多くは、健康食品店の多くが売っているものも含めて、高度に加工・精製されている。精製の過程は、石油系溶剤を使って抽出源から油を分離し、煮沸して溶剤を蒸発させる。油は精製され、漂白され、防臭加工されるが、その過程で約200℃に熱せられる。多くの場合、酸化を遅くするために化学保存料が加えられる。

油は、加工処理が少なければ少ないほど害が少ない。最も自然のままの油は、機械式圧搾機を使って低温で種から搾り、化学物質を使わない。この方式は「圧搾法」または「コールドプレス」と呼ばれる。植物油で食べてよいのはこの方式で製造されたものだけだ。ただし気をつけてほしい――こうした油であっても酸化は起きるので、適切な容器に入れ、正しい方法で保管・使用しなければいけない。

飽和脂肪酸が豊富な油

不飽和脂肪酸（一価不飽和脂肪酸及び多価不飽和脂肪酸を含む）と比べて、すべての飽和脂肪酸が優れている点は、欠けている水素原子がない、つまり炭素二重結合がないということだ。したがって、不飽和脂肪酸ほど容易に酸化したり、フリーラジカルが生成されることがない。

食品会社は何十年も前からこのことを知っていて、食品に飽和脂肪酸を多く含む油（多くはココナッツオイルとパームカーネルオイル）を加えていた。フリーラジカルによる劣化を防ぐためである。

トロピカルオイルが含まれていた食品のほとんどにおいて、徐々に、水素添加あるいは部分水素添加油がトロピカルオイルに取って代わった。水素添加というのは、植物油に含まれる不飽和脂肪酸を化学的に変化させて、飽和脂肪酸の含有率がより高い油にすることだ。飽和脂肪酸の割合を上げることで油は劣化しにくくなるし、動物油やトロピカルオイルを使うよりも安い。水素添加のためには、油に水素原子を加えながら高温に熱するので、有害なトランス脂肪酸が生じる。こうしてできる人工的な脂肪酸は、天然の脂肪酸とは化学構造が異なっている。私たちの体は天然の脂肪酸は処理できるが、トランス脂肪酸は人間の体にはふさわしくなく、さまざまな健康上の問題の原因となる。ショートニングとマーガリンは水素添加油の例で、この2つは決して食べるべきではない。

1950年代と1960年代、飽和脂肪酸を多く含む油が初めてコレステロールの上昇と関連づけられたとき、研究者たちは、飽和脂肪酸のそれ以外の悪影響を探し始めた。飽和脂肪酸の過剰摂取が心臓病のリスクを高めるのならば、ほかの健康問題とも関係があるのではないかと考えたのである。彼らは、飽和脂肪酸を多く含む油とガンの関係を研究し始めた。そしてその結果に驚いた。ほかの油と比較して、飽和脂肪酸には、ガンの原因になるどころか、ガンを防ぐ効果があるように見えたのだ。**一方、多価不飽和脂肪酸を多く含む、精製・水素不添加の油は、ガンの増殖を促進することがわかり、不飽和度が高ければ高いほどそのリスクは高くなった。**

その他、喘息、アレルギー、記憶障害、それに老人性痴呆なども、飽和脂肪酸ではなく、多価不飽和脂肪酸を多く含む精製油をとっている人の間で発生率が高かった。さらに、こうした油は免疫系にも悪影響を与える。私たちの健康は免疫系によって保たれている。多価不飽和脂肪酸が多い油は免疫系の働きを抑え、私たちは病気にかかりやすく、早期老化も起きやすくなる。不飽和脂肪酸は免疫系の働きを抑えるだけでなく、白血球を殺すことさえあるのである。あなたが病気を防いで健康でいられるかどうかは主に、免疫系が健やかかどうかにかかっている。そして、免疫機能の抑制や白血球死滅の原因の大部分は、フリーラジカルにあると研究者たちは考えているのだ。一般的な方法で加工された、食品店でよく見られるタイプの、多価不飽和脂肪酸を多く含む油を食べるのは、病気への入り口を用意して自分の寿命を縮めているようなものである。

飽和脂肪酸には、壊れてフリーラジカルを生成しやすい炭素二重結合という弱連結が存在しないので、さまざまな条件下ではるかに安定度が高い。熱、光、酸素に触れても、感知できるほどの酸化やフリーラジカル生成は起きない。そのため、食べ物と一緒にとる油、特に食物を加熱調理したり、調理した食物を長期間保存する場合には、飽和脂肪酸が主成分の油を使うのが望ましい。**飽和脂肪酸は普通に料理をする温度まで熱せられても安定したままなのだ。**これが、調理用油としては、多価不飽和脂肪酸よりも飽和脂肪酸を多く含む油のほうがはるかに優れている理由である。

ココナッツオイルは飽和脂肪酸の含有率が非常に高く、食用油の中で最も酸化とフリーラジカル生成が起きにくいので、調理に使うのに一番安全な油だ。今あなたが使っている液状食用油をココナッツオイルに替えれば、酸化した油を食べることが原因で起きるさまざまな健康上の問題を解消することができる。明らかに無害であるというのがココナッツオイルの利点であることは間違いないが、ココナッツオイルが優れているのはそれだけではない。ココナッツオイルには中鎖脂肪酸が含まれていて、それがココナッツオイルにほかとは違う性質を与え、地球上で最も健康的な油であると多くの人が考えているのだ。

トランス脂肪酸

トランス脂肪酸は、現代的なテクノロジーが作り出したもので、人間の体にとっては異物である。健康のために必要な天然の脂肪酸とは異なり、私たちの体はトランス脂肪酸を有効に使うことができない。アップルジュースを車の燃料タンクに入れるようなもので、機械をめちゃめちゃにしてしまう。車はアップルジュースではなく、ガソリンで走るようにできているのだ。アップルジュースに含まれる糖分はエンジンを動かなくしてしまうだろう。それと同じように、トランス脂肪酸は、いわば私たちの細胞を固まらせ、機能できなくしてしまう。トランス脂肪酸を食べれば食べるほど、細胞は破壊され、やがては組織や臓器全体に深刻な影響が出る。そして病気になる。

植物油は、抽出・精製・防臭加工の過程で、長時間、約200℃まで熱せられる。水素添加によって固形脂肪に変えられることも多い。水素添加の工程では、高温で長時間熱せられるため、大量のトランス脂肪酸ができる。**ショートニングとマーガリンは水素添加した油で、平均すると35パーセントがトランス脂肪酸だが、銘柄によっては48パーセントものトランス脂肪酸を含むものもある。一般的な方法で加工された液状食用油は、含まれる脂肪酸のうち、15〜19パーセントがトランス脂肪酸だ。**

トランス脂肪酸は、ほかのどんな食用油脂よりも循環器系疾患の発症に影響する、と考える研究者は多い。トランス脂肪酸がアテローム性動脈硬化症や心臓病の原因になり得ることは、今では研究で明らかになっている。たとえば動物実験では、トランス脂肪酸を含んだ餌を与えられた豚は、それ以外の脂肪を餌で与えられた豚と比べてアテローム性動脈硬化症が多く発生した。

アメリカでは、トランス脂肪酸の摂取によって早死にする人が年間3万人いると推定されている。『The New England Journal of Medicine（ニューイングランド医学ジャーネル）』誌は、8万人以上の看護師を対象とした14年間にわたる調査の結果を伝えている（1997年11月20日号）。調査の対象者の中で939件の心臓発作が記録されているが、摂取したトランス脂肪酸の量が最も多かった女性グループにおいて心臓発作を起こした人の割合が、トランス脂肪酸摂取量が最も少なかったグループと比べて53パーセントも高かった。この調査でわかったもうひとつの興味深い事実は、総脂肪摂取量は心臓発作の発生率とは無関係であるということだ。総脂肪摂取量が最大だった女性グループ（総摂取カロリーの46パーセントが脂肪）を最少（29パーセント）のグループと比べても、心臓発作のリスクは大きくなかったのである。

この研究を行った、ボストンにあるハーバード公衆衛生大学院とブリガム・アンド・ウィメンズ病院の研究者たちによれば、**この結果は、総脂肪摂取量を減らすよりもトランス脂肪酸の摂取を制限するほうが、心臓発作の予防には効果があることを示唆している。典型的な西洋の食生活では、脂肪の約15パーセントがトランス脂肪酸である。**

トランス脂肪酸が影響を及ぼすのは循環器系だけではない。メアリー・G・エニグ博士によれば、サルの餌にトランス脂肪酸を含むマーガリンを混ぜて与えると、トランス脂肪酸を与えなかった場合と比べて、赤血球がインスリンとうまく結合せず、糖尿病との関連性が示唆された。ほかにもトランス脂肪酸は数々の健康への悪影響と関連づけられており、その中には、ガン、心臓病、多発性硬化症、憩室炎、糖尿病合併症、その他の変性疾患が含まれる。

水素添加油はテクノロジーの産物であり、おそらく、現在一般的に使用されている食品添加物の中で最も有害なものである。マーガリン、ショートニング、水素添加及び部分水素添加油を食べれば、あなたはトランス脂肪酸を食べていることになる。店で買ったりレストランで食べたりする食べ物の多くは水素添加油が調理に使われている。スーパーで販売したりレストランで供される揚げ物は普通、水素添加油で調理されている。冷凍食品や調理加工済み食品も、水素添加油で調理されたものが多い。水素添加油は、フライドポテト、クッキー、クラッカー、ポテトチップ、冷凍パイやピザ、ピーナッツバター、ケーキのフロスティング、キャンディー、メロリンなどのアイスクリームの代用品にも使われている（訳注　アメリカでは、乳脂肪6パーセント以上、タンパク質2・7パーセント以上のものはアイスクリームではなくメロリンと称される）。

店で売っている精製植物油もこれと大して変わらない。圧搾と精製の過程で加えられる熱が、同じくトランス脂肪酸を生成するからだ。だから、あなたのキッチンにあるコーン油やサフラワー油は、水素添加されていなくても、トランス脂肪酸が多少は含まれている。「コールドプレス」または「圧搾法」で作られた植物油でない限り、トランス脂肪酸が含まれる。一般的な植物油やサラダドレッシングの銘柄のほとんどに、トランス脂肪酸が含まれているのだ。

原料が何であれ、飽和脂肪酸の方が調理の際の高熱に強く、トランス脂肪酸や有害なフリーラジカルが生成されないので、調理にはより適している。熱を加えて調理に使っても安全なのは、飽和脂肪酸を多く含む油だけなのだ。それなのに多くの人が、心臓病を心配して飽和脂肪酸を多く含む油を使うのをためらう。だがココナッツオイルは心臓の健康を損なわず、調理に使っても心配ない。そして、熱に強いというだけでなく、体全体の健康を改善する、優れたオイルなのである。

MCT（中鎖脂肪酸トリグリセリド）オイル

MCTオイル（分別蒸留ココナッツオイルと呼ばれることもある）は、スポーツをする人の栄養として、また病院で使われる点滴液の成分としても非常に人気が高まっている。健康食品の店でこの言葉を見たことがある人も多いのではないだろうか。

この章の冒頭に書いたように、**脂肪酸は普通、3つでひとつの塊になっている。この塊をトリグリセリドという。**中鎖脂肪酸トリグリセリド（MCT）オイルとはつまり、100パーセント中鎖脂肪酸でできたオイルのことだ。この脂肪酸は、ココナッツオイルまたはパームカーネルオイルから採れる。中鎖脂肪酸にはたくさんの健康効果があるので、それだけでできたオイルをメーカーが開発したのである。一方ココナッツオイルそのものは、中鎖脂肪酸は64パーセントにすぎない。

ココナッツオイルが含む中鎖脂肪酸がもつ、ほかに類を見ない健康効果の一部は、1950年代から知られ、利用されてきた。だからココナッツオイルとMCTオイルは昔も今も、病院で、吸収不良症候群、嚢胞《のうほう》性線維症、てんかんなどの治療や、患者のタンパク代謝、脂質代謝、無機物吸収を改善するために使われている。また中鎖脂肪酸は栄養面でのメリットが大きいので、重度のやけどや重病の患者に与えられる成分栄養剤に使われている。ココナッツオイルや、最近ではMCTオイルは、市販の粉ミルクの重要成分であり、病院で使われる、早産児の手当てや栄養補給のための栄養剤にも欠かせない。スポーツ選手は、減量や体重制限に、また運動パフォーマンスを高めるのに中鎖脂肪酸を使う。MCTオイル（分別蒸留ココナッツオイル）そのものを、栄養補助食品として、あるいは調理用オイルとして売っているのを見かけることもあるかもしれない。

ココナッツオイルに含まれる複数種の中鎖脂肪酸は、さまざまな健康効果をもっている。そ

れぞれの種類の中鎖脂肪酸は、少しずつ異なるが相互補完的な影響を体に与え、そしてそのどれもが重要だ。ココナッツオイルに含まれる中鎖脂肪酸は、ラウリン酸（48パーセント）、カプリル酸（8パーセント）、カプリン酸（7パーセント）で、ほかにも有益な脂肪酸が含まれる。

一方、MCTオイルはココナッツオイルとは異なり、ほとんどが2種のみの脂肪酸でできている。75パーセントがカプリル酸、25パーセントがカプリン酸である。私個人的には、これは重大な欠点だと思う——なぜなら、まったく含まれないか、含まれていてもごくわずかであるラウリン酸こそ、おそらくは最も重要な中鎖脂肪酸だからである。**第4章で説明するが、ラウリン酸は、いくつかの貴重な健康効果をもつ、非常に大切な栄養素なのだ。ココナッツオイルはラウリン酸が豊富なうえ、中鎖脂肪酸一式、さらにその他の栄養素ももっている。たった2種類ではなく、いくつかの脂肪酸がバランスよく含まれているし、MCTオイルと違って完全に自然のものだ。**MCTオイルに含まれる脂肪酸はココナッツオイルから抽出され、精製されたもので、つまりこれは天然油脂ではなく合成油脂である。

石けん業界や化粧品業界では、ラウリン酸を使って洗浄剤を製造する。その副産物としてカプリン酸とカプリル酸ができ、安価でほかの目的に使用することができる。化粧品業界では使われないが、これらの中鎖脂肪酸には、栄養的・薬学的に重要な用途がある。これが、さまざまなサプリメントや健康食品に使われるほか、MCTオイルの基剤となるのである。

03

THE COCONUT OIL
MIRACLE

心臓病退治の新兵器

A New Weapon Against Heart Disease

しばらく前のことだが、友人と食事をしながらたまたま、ココナッツオイルは最も健康的な食用油だ、と言ったことがある。友人のひとりが私の言ったことに異を唱え、きっぱりと、「ココナッツオイルは不健康だよ、心臓病の原因になる」と言った。私は即座に、そして簡潔に、「だから太平洋諸島の住民は何百年も前に死に絶えたわけだな」と言い返した。相手は返す言葉を失った。単純な事実なのだ――伝統的にココナッツをたくさん食べる太平洋諸島の住民は心臓病にならないのである。

ココナッツは、何千年も前から太平洋諸島の住民が主食としている食べ物だ。彼らは毎日、キロ単位でココナッツを食べる。もしも本当に、私たちが信じ込まされているほどココナッツが有害なものなのならば、常識的に考えて、島の住民たちはずっと前に死に絶えているはずだ。だが、彼らが現代的な食べ物を取り入れる以前は、心臓病やその他の変性疾患はほぼ皆無だったのである。島の住民たちの間に心臓病が見られるようになったのは、ココナッツとココナッツオイルをたっぷり含む伝統食の代わりに、現代的な加工食品と精製植物油を食べるようになってからのことなのだ。

16世紀、17世紀に南太平洋を訪れた初期の探検家たちは、島の住民たちについて、非常に頑健で元気がよく、美しい肉体を持ち、優しい性格をしている、と描写している。島民たちの美しさ、すばらしく発育した体、そして健康さは評判になった。それらの島のいくつかは、完璧に近い姿をした住民が暮らすエデンの園そのもののように見えた。こうした観察は、「青春の泉」伝説への興味をもかき立てたようだった。若さの源となる泉があるという神秘の島の物語は昔からヨーロッパで人気があり、ファン・ポンセ・デ・レオンのような探検家が伝説の水を探し求めたが徒労に終わった。永遠の若さをもたらす水が湧き出る泉はどこにもなかったが、実は島民たちは、ある意味で青春の泉を持っていた。その泉はココヤシの木、つまり彼らが呼ぶところの生命の木になる実の中にあったのである。ココナッツが、生命の源となるその液体(オイルとミルク)で、島の人びとに、ヨーロッパからの訪問者をはるかに凌《しの》ぐ若々しい健康さを与えていたのだ。

科学によって島民たちの優れた健康の秘密が解明され、ココナッツオイルの奇跡的な癒やしの力の数々が発見され始めたのは、比較的最近になってのことだ。ウェストン・A・プライス、イアン・A・プライアー、ジョン・J・カバラ、その他の人びとによる先駆的な研究によって、現在では、島民たちの健康と若々しさにはココナッツをベースにした食生活が大きな役割を果たしていたことがわかっている。

プカプカ島とトケラウ島での調査

食事にココナッツを多く含む太平洋諸島とアジア地域の人びとの間に、循環器系疾患、ガン、その他の変性疾患が驚くほど少ないということは、昔から知られていた。

主にココナッツから採れた油を大量に含む食生活を営む人びとについて行われた最も綿密な調査のひとつに、プカプカ島とトケラウ島で行われたものがある。これは学際的かつ長期にわたる調査で、これらの環礁に住む人びとの健康状態と、彼らがニュージーランドに移住して西洋の食べ物と文化に接した結果の健康状態を評価したものだ。トケラウ島とプカプカ島での調査は1960年代初期に始まり、両島の住民全員、約2500人を対象とした。

プカプカ島とトケラウ島は、南太平洋の、赤道に近いところにある。プカプカ島は北クック諸島にある環礁島で、同じく環礁島であるトケラウ島はそこから600キロほど北西にある。どちらもニュージーランド領だ。両島の住民は、西洋文化の影響からは比較的隔絶されており、土着の食習慣や文化は昔から変わらずに残っている。ポリネシアン諸島の中でも孤立した島で、ポリネシア人以外とは比較的交流が少なかった。

環礁の砂は多孔質で、腐植土がなく、ほかの熱帯の島なら元気よく育つ食用植物が育たない。島民の食べ物は、ココヤシのほか、でんぷんを豊富に含む熱帯の果物や根菜がその大部分を占める。海で捕れる魚や、豚、鶏が、彼らが食べるわずかばかりの肉だ。ときたま島にやって来る小さな貨物船から、いくばくかの小麦、米、砂糖、缶詰の肉が手に入る。彼らの食べるものは、繊維質が豊富で砂糖が少ない。

両島とも、標準的な食事はココナッツから採れた脂肪をふんだんに含むが、コレステロールは少ない。食事には必ず何らかの形でココナッツが含まれる——若い実からは飲み物が得られるし、熟した実はすり潰したり、ココナッツクリームにして、タロイモ、パンノキ、米などと一緒に調理する。ココナッツの果肉を小さくしたものは大切なおやつだ。土地の野菜や魚もココナッツオイルで調理する。トケラウ島では、ココヤシの樹液を甘味料として使ったり、パン種に使ったりする。

研究者の報告によれば、両島ともに、全体的な健康状態は西洋の基準と比べて非常に良かった。脂肪レベルに影響を及ぼす可能性がある腎臓病や甲状腺機能低下症は見られず、高コレステロール血症も見られなかった。住民は、飽和脂肪酸を豊富に含む油を使ったものを食べているにもかかわらず、全員が引き締まった体をして健康だった。実際、島民は全体として、栄養学者が使うボディマス指数の数字に照らしてみると、体重と身長の比率が理想的だったのである。消化器の病気はまれで、便秘も珍しかった。人びとは平均して一日に2回から3回排便し、動脈硬化症、心臓病、結腸炎、大腸ガン、痔、潰瘍、憩室症、虫垂炎とは一般に無縁だった。

飽和脂肪酸の摂取

アメリカ心臓協会は、私たちが脂肪から摂取するカロリー量が総カロリー量の30パーセントを超えないこと、また、飽和脂肪酸は総カロリー量の10パーセントを超えないように推奨するが、トケラウ島の住民は明らかにこのガイドラインを知らないようだ――彼らのカロリー摂取量の60パーセント近くが脂肪から、そしてそのほとんど全部が主にココナッツから採れた飽和脂肪酸なのである。プカプカ島でも同様に、住民の食事に含まれる脂肪は主としてココナッツから採れる飽和脂肪酸であり、総カロリー量に脂肪が占める割合は35パーセントである。アメリカ人をはじめ、典型的な西欧型の食生活を営む人びとは、カロリーの32〜38パーセントを脂肪からとり、そのほとんどが不飽和脂肪酸を多く含む植物油だ。だがそういう人はさまざまな変性疾患や肥満に苦しんでいる。

その一方、この調査の対象となった島の住民は、総脂肪摂取量が同等かそれ以上で、一般的なアメリカ人よりはるかに大量の飽和脂肪酸を摂取しているにもかかわらず、変性疾患が比較的少なく、概して体が引き締まって健康だった。

イアン・A・プライアー博士が率いる調査チームは、西欧諸国で観察される割合に基づいて島民のコレステロール値を試算した。だが実際には、彼らの血中コレステロール値は、予想より70〜80ミリグラム少なく、100ミリリットルあたり170〜208ミリグラムだった。2つの島のうちコレステロールの数値が高かったのはトケラウ島で、これは彼らがカロリーの57パーセントを脂肪からとり、そのうち50パーセントが飽和脂肪酸だったためだ。また、輸入された小麦、米、砂糖、肉を含む食事摂取総量も多かった。両島とも、食事性コレステロールと多価不飽和脂肪酸の量は少なかった。プライアー博士は、両島の住民には血管疾患がめったに見られず、ココナッツから飽和脂肪酸を多量にとるのが有害であるという証拠はない、と記している。

食事の変化が健康に与える影響

住んでいた環礁島から、それとは非常に環境が異なったニュージーランドに移住したトケラウ島の住民は、脂肪摂取の仕方が変化し、それはアテローム性動脈硬化症のリスクの増加を意味した。移住の結果、カロリー摂取量に占める飽和脂肪酸の割合が50パーセントから41パーセントに減り、食事性コレステロールが３４０ミリグラムに増加して、多価不飽和脂肪酸と砂糖の摂取量も増えた。脂肪レベルの変化には、総血中コレステロールの増加、ＬＤＬ（悪玉コレステロール）とトリグリセリドの増加、ＨＤＬ（善玉コレステロール）の減少も含まれる。

トケラウ島の住民がニュージーランドに移住すると、食事に含まれる脂肪の総量は減少し、トケラウ島在住時の57パーセント（その80パーセントがココナッツオイル由来）からニュージーランド移住後の43パーセントに下がった。にもかかわらず彼らの血中コレステロール値は上昇した。以前よりも、精白パン、米、肉、その他西洋の食べ物が増え、繊維質とココナッツをたっぷり含む食べ物が減ったのだ。

この2つの島での調査を指揮したイアン・プライアーはこう述べている——「両島ともに血管系疾患はまれであり、飽和脂肪酸を多量にとることが健康に害を及ぼしているという証拠は存在しない」。この調査の結果は、ココナッツオイルを大量に含む食事（最大でカロリー総摂取量の50パーセント）が無害であったことを示したのである。

その他の調査

1990年代には、南太平洋パプアニューギニアに近いキタバ島の住民の健康と食事について分析する一連の調査が行われ、総称してキタバ調査と呼ばれている。スウェーデンのランド大学からやって来たスタファン・リンドバーグ医学博士率いる調査チームは、約1万2000人の住民を調査したが、その全員が先祖伝来の、ココナッツとココナッツオイルをふんだんに含む食生活を続けていた。調査団は「ココナッツの大量摂取」を懸念していたが、心臓病は見受けられなかった――ひとりもいなかったのである！　高血圧症も、アテローム性動脈硬化症も、狭心症も、虚血性心血管や脳卒中が原因の死亡例も見当らなかったし、そうした死亡例が島の医療機関によって記録されたことは一度もなかった。

糖尿病、認知症、その他西欧諸国で一般的な変性疾患が皆無であることもわかった。１００歳まで生きた最高齢者さえ、心臓疾患や認知症の気配はなく、体を活発に動かせるほど健康だった。彼らは生まれてから死ぬまで、毎日ココナッツやココナッツオイルを食べている。ココナッツオイルを毎日、１００年間食べ続けても心臓病に（ついでに言えばほかのいかなる変性疾患にも）ならないのなら、どんなに長期間ココナッツオイルを食べようが心臓病にはならないと言って間違いないだろう。私たちの中で、ココナッツオイルを毎日、１００年間食べ続ける人がどれくらいいるだろうか？　この一連の調査は、ココナッツオイルを食べても心臓に害がないことのさらなる科学的証拠だ。

これらの調査、あるいはこれらと類似した太平洋諸島の調査の結果から導き出される結論は、ココナッツオイルから飽和脂肪酸を多量に摂取する食生活は健康に害がなく、アテローム性動脈硬化症の原因にもならない、ということだ。むしろ、植物油の代わりにココナッツオイルを食べる人たちには、西欧諸国ではごく一般的な変性疾患が驚くほど少ない。また彼らの体重はほぼ理想的で、完璧な健康さの手本であるように見える。だがこうした人びとが従来の食事のココナッツオイルをほかの油や加工食品（多価不飽和脂肪酸を多く含む油と水素添加油がたっぷり使われていることが多い）で置き換えると、彼らの健康は損なわれるのである。

飽和脂肪酸とコレステロール

飽和脂肪酸はこれまで、どんなことがあっても避けるべき悪者というレッテルを貼られてきた。私たちは、この恐るべき物質の摂取量を制限しようと、赤身の肉や、低脂肪牛乳や、あらゆる食品について低脂肪食品を選ぶ。でもいったいなぜ飽和脂肪酸はそんなに悪者なのだろう？　示唆されている理由はひとつしかない――飽和脂肪酸は肝臓でコレステロールに変換され、それが血中コレステロール値を上昇させて心臓病のリスクを高める、というものだ。

ところが、一般的に信じられていることとは反対に、**飽和脂肪酸もコレステロールも、心臓病の原因にはならないのだ。**これは脂質研究者や医療関係者なら誰でも知っているが、それ以外の人の多くは知らない事実である。血液中のコレステロール値が高いということは、心臓病に関係のあるリスクファクターと呼ばれるもののひとつにすぎない。つまり、心臓病を患っている人の中には、血中コレステロール値も高い人がいる、ということだ。血中コレステロール値が高い人の全員が心臓病になるわけではないし、心臓病の人全員の血中コレステロール値が高いわけでもない。もしも血中コレステロール値が高いことが心臓病の原因ならば、心臓病が原因で死ぬ人は全員、血中コレステロール値が高いはずだが、実際はそうではないのだ。むしろ、心臓病を患う人のほとんどは、血中コレステロール値は高くない。

心臓病に関連するその他のリスクファクターには、高血圧、年齢、性別（男性）、喫煙、糖尿病、肥満、ストレス、運動不足、インスリン値、それにホモシステイン濃度などがある。年齢や、男性であることが心臓病の原因でないのと同じように、血中のコレステロール値が高いことも心臓病の原因ではない。それが心臓病の原因だというのは単なるぬれ衣にすぎない。

「動脈を詰まらせる飽和脂肪酸」という言い方は誤りである。動脈に沈着してプラークとなる脂肪は主に不飽和脂肪酸（74パーセント）とコレステロールだ。飽和脂肪酸は、一価不飽和脂肪酸や多価不飽和脂肪酸のように動脈に沈着しない。なぜなら飽和脂肪酸は簡単には酸化されないし、動脈プラークになるのは酸化した脂肪だけだからだ。一方、植物油は過剰な加工と熱処理によって簡単に酸化する。さらに、肝臓でコレステロールに変換されるのは飽和脂肪酸だけではない。ほかの脂質や、あらゆる果物、野菜、穀物の主要な栄養素である炭水化物さえも、私たちの体内でコレステロールとなる。血中コレステロール値を上げるのは飽和脂肪酸だけであるかのように言うのは極めて不正確だし、誤解を招く。

ココナッツオイルとコレステロール

これまでココナッツオイルに向けられてきた批判はどれも主に、ココナッツオイルが飽和脂肪酸を豊富に含み、飽和脂肪酸は血中コレステロール値を上げると言われている、という事実に基づいている。だが、きちんとした研究で、天然の、水素添加されていないココナッツオイルが血中コレステロール値に悪影響を及ぼすということを実証したものはかつてない。それどころか、数々の研究結果が、ココナッツオイルはコレステロール値に何の影響も及ぼさないということを明らかにしている。

ココナッツオイルがコレステロール値に影響しない理由は、主な成分が中鎖脂肪酸だからだ。

中鎖脂肪酸は、ほかの食べ物に一般的に含まれる脂肪酸と違い、すぐに燃焼されてエネルギーになるので、ほかの脂質ほど体脂肪やコレステロールに変換されず、したがって血中コレステロール値にも影響しないのだ。

ココナッツオイルは血中コレステロール値には基本的に直接の影響を与えないことがわかっているが、代謝を促進するので、間接的にLDL（悪玉コレステロール）を減らし、HDL（善玉コレステロール）を増加させる可能性がある（代謝促進効果については第5章で詳しく述べる）。

たとえばフィリピンで行われたある調査では、10人の医学生が、動物性脂肪とココナッツオイルを異なった割合で含む食事を試した。動物性脂肪は血中コレステロール値を上げることが知られている。食物脂肪からとるカロリー量を総摂取カロリー量の20パーセント、30パーセント、40パーセントという3つのレベルに設定し、ココナッツオイルと動物性脂肪を組み合わせる割合も変えた。動物性脂肪対ココナッツオイルの割合が1対1、1対2、1対3のときには、3つのレベルともに、血中コレステロール値には有意な変化は見られなかった。割合を逆にして動物性脂肪をココナッツオイルより多くとり、脂質からとるカロリー量が総摂取カロリー量の40パーセントを超えて初めて、血中コレステロール値に有意な上昇が見られた。この調査結果は、ココナッツオイルがコレステロールの数値に悪影響を与えないだけでなく、動物性脂肪によるコレステロール上昇を抑える役割を果たしたことを示している。

ココナッツを常食にする人びとの疫学的・臨床的研究を検証すると、ココナッツオイルを食べても血中コレステロール値に影響はなく、冠動脈性心疾患にもつながらないことがわかる。土着の住民が食生活を変え、ココナッツオイルをとるのをやめて多価不飽和脂肪酸を多く含む精製植物油をとるようになると、彼らの心臓病リスクは高まるのだ。

昔から大量のココナッツオイルを日常の食事の一部として摂取してきた人びとは、心臓病発生率が非常に低く、血中コレステロール値も正常である。このことは十分に記録に残されている。**大量のココナッツオイルを食べる人びとは、心血管系が非常に健康なのである。**西欧諸国に特徴的な心臓発作や脳卒中も存在しない。

スリランカでは、何千年も前からココナッツが主な脂質源だった。1980年代初頭までは、スリランカでは男性も女性も、そして子どもも、平均して1人年間120個にあたるココナッツを食べていた。大量にココナッツを食べていたにもかかわらず、その当時スリランカは、心臓病発生率が世界で最も低い国のひとつだった。心臓病による死亡は10万件に1件だったのだ。だが過去20年の間にスリランカでは、食事に含まれるココナッツオイルの大部分が精製植物油に取って代わられ、ココナッツオイルの消費量は減少した。その結果、興味深いことが起きた――ココナッツオイルの消費量が減少するにつれて心臓病が増加したのである。ココナッツオイルをほかの植物油に替えたことで、心臓病の発生率は下がるどころか上昇したのだ。

昔から大量のココナッツとココナッツオイルが摂取されてきたインドのケララ州では、1979年の時点で、冠動脈性心疾患を患う人は1000人あたり平均2・3人だった。1980年代、ココナッツオイルが「不健康な」飽和脂肪酸であるという理由でその使用に反対する運動が起き、ココナッツオイルの消費が減った。代わりに一般家庭では精製植物油が使われるようになった。その結果、1993年までに心臓病の発生率は3倍になったのである。

インドの、ココナッツオイルが大々的にほかの植物油に取って代わられた地域では、心血管系疾患が増加しつつある。インドの食生活と心臓病の関係を研究している研究者たちは、現在、心臓病リスクを減らすために、再びココナッツオイルを使用するよう勧めている。これは彼らが、ココナッツオイルが植物油に替わるにつれて心臓病の発生率が上昇するのを目の当たりにしたためだ。

精製植物油が脂質の主な供給源である西欧諸国では、死因の半数近くが心臓病である。心臓病から我が身をまもりたければ、精製植物油をココナッツオイルに替えるべきであるように思える。

血液の凝固と心臓病

血液には固まりやすいという傾向があって、それが心血管系の健康を左右する大きな要因のひとつである。切り傷ができると、血小板と呼ばれる血液中のタンパク質がくっつき合って塊をつくり、出血多量で死ぬのを防ぐ。健康な人なら、血液に粘り気が出るのは傷ができたり怪我をしたときだけだ。体の中に手を突っ込んで動脈を流れている健康な血液細胞に触れることができたなら、それはサラサラしているだろう。だが、心臓発作で死亡して間もない人を調べると、体内の血液の粘度が、心臓発作を起こしたことがない人の血液の4・5倍あることがわかっている。顕微鏡で見ると、血小板がほかの血小板や動脈の壁にくっつくのが観察できる。

それが血栓を形成し、血液の流れをブロックして、心臓発作や脳卒中が起きるのだ。

飽和脂肪酸はよく、血小板の接着性（血液の粘度）を上げて凝結塊の発達を促進する、と非難される。長鎖飽和脂肪酸の中には血小板の接着性を高めるものもあるが、それは植物油に含まれるほとんどの多価不飽和脂肪酸も同じことだ。

実は、すべての食用油は、主成分が飽和脂肪酸だろうが不飽和脂肪酸だろうが、血小板の接着性を高めるのであり、例外はオメガ3脂肪酸（たとえば亜麻仁油や魚油）と中鎖脂肪酸（たとえばトロピカルオイル）だけである。心臓に良いとされるオリーブオイルさえ、血栓ができるリスクを高める。つまりあなたがコーン油、サフラワー油、大豆油、綿実油、キャノーラ油、ピーナッツ油などを食べるとき、あなたは心臓発作や脳卒中を起こすリスクを高めているわけだ。一方、オメガ3脂肪酸や中鎖脂肪酸をとると、その危険が減少する。

アテローム性動脈硬化症と心臓病

ココナッツオイルがどのように心臓病予防に役立つのかを理解するためにはまず、心臓病がどのようにして起きるのかについての基礎知識が必要だ。心臓病はアテローム性動脈硬化、つまり動脈が硬くなることが原因で起きる。これは動脈にできるプラークとして表れる。アテローム性動脈硬化の原因は何かときけば、ほとんどの人はおそらく、血液中にコレステロールが多すぎるからだと答えるだろう。これはコレステロール仮説と呼ばれる。今でも一般向けの出版物では、（大豆産業界によって）この理論が声高に叫ばれているが、これは一度として臨床的観察や科学的研究で裏づけられたことがなく、現在では「傷害反応」仮説に取って代わられている。

動脈にプラークが付着したり、アテローム性動脈硬化症を発症させる原因は何なのか？　動脈の硬化について考えるとき、私たちは通常、それをコレステロールと結びつけて考える。だがコレステロールというのは、動脈をふらふらと自由に漂ってきて、突然その中のどこかに付着しようと決めるわけではない。体はコレステロールを、動脈壁が傷ついたところを修理し、修復するのに使うのだ。実はアテローム性動脈硬化症の発症やプラークの付着には、コレステロールは必要ですらない。一般に信じられていることとは違って、動脈プラークの主成分は、コレステロールではなくタンパク質（主に瘢痕《はんこん》）なのである。アテローム性動脈硬化症血管の中には、コレステロールがほとんど、あるいはまったく含まれないものもある。

傷害反応仮説によれば、アテローム性動脈硬化症はまず、動脈の内壁が損傷した結果として起きる。損傷の原因は、毒素、フリーラジカル、ウイルス、細菌などさまざまだ。損傷が生じた原因が排除されなければ、さらに損傷が起き、炎症が治まらない限り瘢痕は発達し続ける。

血液を固まらせるタンパク質（血小板）は、損傷部に触れるとどろっとして互いにくっつき合い、損傷した組織に付着する。いわば傷の治りを促す絆創膏《ばんそうこう》のようなものだ。これが血栓ができる仕組みである。何かが原因でできた傷がきっかけで、血小板が凝集し、あるいは凝固して、動脈細胞がタンパク質の成長因子を放出し、それが動脈壁内部の筋細胞の成長を刺激する。損傷が起きた場所には、瘢痕、血小板、カルシウム、コレステロール、そしてトリグリセリドの複雑な混合物が入り込んで傷を治そうとする。プラークの主成分になるのはこの繊維組織の塊であって、コレステロールではない。アテローム性動脈硬化症の特徴である硬化を起こすのは、プラーク中のカルシウムである。

一般に考えられていることとは異なり、プラークは、庭に水をまくホースに泥が溜まるように、単に動脈管の内側に沿ってくっついているだけではない。プラークは動脈壁の内部で発達し、動脈壁そのものの一部となる（左図を参照のこと）。動脈壁は強い環状筋の層に囲まれていて、それがプラークを外側に向かって広がらないようにする。プラークが発達すると、外側には広がることができないので内側に向かって出っ張っていき、動脈の開口部を狭くする。狭くなった動脈は血液の流れを滞らせる。

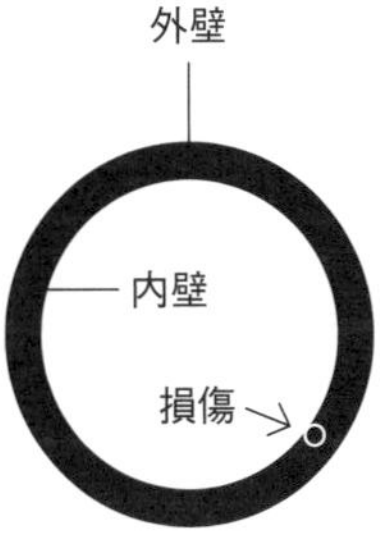

図 2-1
動脈内側の表面に損傷が起きる。

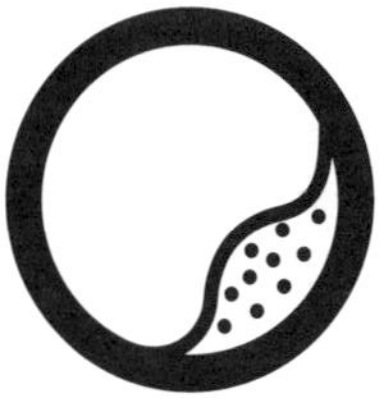

図 2-2
動脈壁の内側にプラークが形成される。

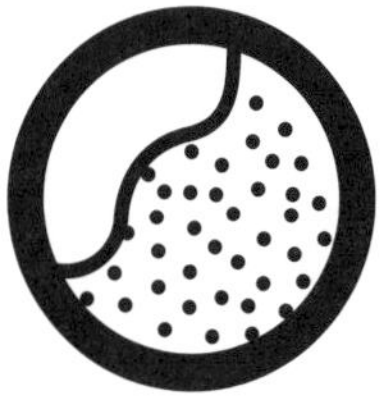

図 2-3
形成されたプラークによって、動脈壁が内側に膨らみ、血液の流れを遮る。

血小板は損傷のある箇所に集まって血栓となり、傷ついた血管に開いた穴を塞いで修復するのだが、損傷が治らなかったり、血液が固まりやすかったりすると、血栓は大きくなり続けて完全に動脈を塞ぐまでになる。動脈がすでにプラークで狭くなっていれば、血栓で簡単に塞がってしまう。それが心臓に血液を運ぶ冠動脈で起きることを心臓発作と呼ぶ。脳につながる頸《けい》動脈で起きるのが脳卒中である。

慢性感染症とアテローム性動脈硬化症

心臓病のリスクファクターとされるものは多いが、そのうちのどれひとつとして、心臓病の原因であることが実際に証明されたものはない。運動不足と高血中コレステロール値はどちらもリスクファクターだが、いずれも実際に心臓病を引き起こすわけではない。運動不足が心臓病を引き起こすならば、運動しない人はみな心臓発作で死ぬことになるが、実際はそうではない。同様に、血中コレステロール値が高い人の全員が心臓病になるわけではないし、心臓病の人がみな血中コレステロール値が高いわけでもない。

リスクというのは、関係が見られる、ということにすぎず、必ずしも原因ではないのだ。ただし、心臓病を患う人のかなりの割合が、標準的なリスクファクターをひとつももっていないこともわかっている。心臓病の本当の原因は不明瞭で、要因はひとつではないように見える。

研究領域として非常に関心を集めているのが、慢性感染症とアテローム性動脈硬化症の関係だ。なかなか治らない弱い炎症と心臓病の間には、因果関係があるようなのである。近年の研究で、特定の微生物が、心臓病につながる動脈プラークの形成の原因となるか、少なくとも関連している可能性があることが示されたのだ。

心臓病と、細菌やウイルスによる慢性の感染症との間に関係があることは、多数の研究が報告している。研究者たちは、１９７０年代にはすでに、実験的にヘルペスウイルスに感染させたニワトリの動脈にアテローム性動脈硬化が起きることを確認していた。１９８０年代には、複数の細菌（ピロリ菌やクラミジア肺炎菌など）やある種のヘルペスウイルス（特にサイトメガロウイルス）に感染したヒトにおいても、類似した関係性が報告されている。

たとえば、ヘルシンキ大学（フィンランド）の研究者ペトラ・サイックのチームによる研究では、心臓発作を起こした患者40人中27人が、また心臓病の男性30人のうち15人が、クラミジアに関係する抗体を持っていることがわかった。一般には、歯肉疾患や肺感染症の原因になることが知られている細菌だ。心臓病を患っていない被験者では、41人中そうした抗体を持っているのはわずか7人だった。

テキサス州ヒューストンにあるベイラー医科大学が行った別の研究では、アテローム性動脈硬化症の手術を受けた患者の70パーセントが、呼吸器系の感染症として一般的なサイトメガロウイルス（ＣＭＶ）の抗体を持っていた。これに対し対照群では、抗体を持っていたのは43パーセントにすぎなかった。

感染症と心血管系疾患の関係性を裏づける証拠はさらに、１９９０年代初頭にも見つかった。動脈プラークの中から細菌の断片が見つかったのである。アテローム斑の中に微生物を最初に発見した研究者のひとりが、ソルトレイクシティのＬＤＳ病院とユタ州立大学の心臓専門医であるブレント・ミューレシュタインだった。

ミューレシュタインからは、90人の心臓病患者の冠動脈から採られた標本のうち、79パーセントにクラミジアの痕跡を見つけた。一方、心臓病でない人の場合、クラミジアが動脈壁に見つかったのは４パーセントに満たなかった。動物実験ではもっと直截《ちょくせつ》に、細菌が慢性感染症とプラーク生成の原因となっている可能性があることが証明された。ミューレシュタインは、ウサギをクラミジアに感染させると、動脈壁がはっきりわかるほど厚くなることを示して見せたのだ。ウサギにクラミジアを殺す抗生物質を与えると、動脈壁は通常の厚さに戻った。

アテローム性動脈硬化症と関係がある細菌の中には、虫歯や歯肉疾患の発症にも関係しているものがある。ノースカロライナ大学のジェームズ・ベックやその他の研究者が歯科検診のデータを分析したところ、**歯牙感染のある人は心臓病や脳卒中の発生率が高い傾向があることがわかった。**これらの研究のおかげで、歯の健康と心臓病の関連が証明された。

歯の健康と健康全般につながりがあることは、数十年前から観察されていたことである。ウエストン・A・プリンス歯学博士は、1930年代に行った南太平洋諸島の住民の調査でこのことに気がついていた。**総合的に最も健康だった人びと（ちなみにそれは、ココナッツとココナッツオイルを日常的に食べている人たちだった）は、歯もまた最も健康だったのである。**

先進国の成人のうち、少なくとも2人に1人は、ピロリ菌、クラミジア肺炎菌、あるいはサイトメガロウイルスの抗体を持っている。抗体があるということは必ずしも、活動性の感染がある、あるいはアテローム性動脈硬化がある、ということを意味するわけではないが、ある時点で感染が起きた、ということを示している。これらの細菌による感染が延々と続くこともよくある。たとえば、いったんヘルペスに感染すれば、ヘルペスウイルスは生涯消えることはない。

そのウイルスがどの程度の問題を引き起こすかは、免疫系の有効性によって決まる。免疫系が弱いほど、感染症は継続し、症状が現れやすい。こうした微生物が血流に入り込むと、動脈壁を攻撃し、目立った症状のない、弱い炎症が慢性的に続くことがある。

微生物は、動脈壁にコロニーを形成するとともに動脈の細胞を傷つける。その傷を癒やすため、血小板、コレステロール、タンパク質が動脈壁において結合し、プラーク生成、そしてアテローム性動脈硬化症の下地をつくる。感染と炎症がある限り、プラークは発達を続ける。感染は動脈アテローム性硬化のきっかけともなり、発達を促しもする。そしてそれが今度は心臓病につながるのだ。

今のところ研究者たちは、すべての心臓病の原因が感染症にあるとは言っていない。動脈壁を傷つけ、プラーク生成を引き起こす要因はほかにもある（たとえばフリーラジカル、高血圧症、糖尿病など）。また、すべての感染症がアテローム性動脈硬化を促進するわけでもない。警戒する必要があるのは、免疫系に感染を抑える力がない場合だけだ。免疫機能を低下させる可能性があるもの――重い病気、不健康な食生活、タバコの煙、ストレス、運動不足など（すなわち心臓病と関連する、典型的なリスクファクターの多く）――なら何でも、アテローム性動脈硬化を促す慢性的な軽度の感染症のきっかけになり得る。

今では、心臓病の中には抗生物質で治療できるものがあることがわかっている。**だが抗生物質による治療には限界がある――なぜなら、抗生物質が効くのは細菌だけで、ウイルスが原因の感染症には効果がないからだ。**

だが、アテローム性動脈硬化症と最も一般的に関連づけられる細菌（ピロリ菌とクラミジア肺炎菌）とウイルス（サイトメガロウイルス）の両方を破壊できるものがある。

それが中鎖脂肪酸、つまりココナッツオイルなのだ。信じられないかもしれないが、ココナッツオイルに含まれる中鎖脂肪酸は、アテローム性動脈硬化を起こす3つの主要な微生物を殺すことがわかっているのである。中鎖脂肪酸は、人間には無害であるどころか栄養とエネルギーを与えてくれるが、感染症と病気を引き起こす微生物にとっては極めて有害だ。

研究の結果、ココナッツオイルに含まれる中鎖脂肪酸は、インフルエンザ、ヘルペス、膀胱

感染症、歯肉疾患、その他数々の病気の原因となる細菌やウイルスを殺すことがわかっている。

ココナッツオイルをとることは、さまざまな一般疾患を予防し、また克服するための、安全で効果的な手段である。この点については次章でさらに詳しく説明する。

フリーラジカルによる損傷

アテローム性動脈硬化症につながる動脈損傷の、もうひとつの大きな原因に、フリーラジカルがある。タバコの煙や汚染された空気、そして私たちの食べる物や環境を形づくる物質の多くに含まれているこの荒くれ分子は、それが存在する細胞や組織のどこにでも損傷を与えることができる。また食べ物や環境をつくっている物質の多くが、有害なフリーラジカル生成の原因ともなる。

心臓と動脈にとって最も危険な食べ物はおそらく、酸化した脂質（脂肪）である。脂肪は腐敗すると酸化する。そしてその過程でフリーラジカルが生成される。動脈プラークの中からは、酸化した脂肪と酸化したコレステロールしか見つからないのは興味深い事実だ。酸化していない脂肪やコレステロールはプラークに蓄積しないのである。心臓や動脈に害があるのは、酸化によって劣化した脂肪だけなのだ。

現代的な私たちの食生活には、酸化した脂肪がたっぷり含まれている。特にひどいのが精製植物油だ。これらの精製油からは、酸化とフリーラジカル生成を防ぐ天然の抗酸化物質が奪われている。その結果、精製・瓶詰めされているときから、酸化とフリーラジカル生成が始まる。それを店頭で購入する段階ではすでに、危険なフリーラジカルが含まれているのだ。あなたが、あるいはレストランがそれを加熱調理に使えば、熱によって酸化とフリーラジカル生成が加速する。こういう傷んだ油を食べると、化学的活性が非常に高いフリーラジカルが大量に血液中に放出され、動脈の内側を攻撃して炎症や損傷を起こすのである。

フリーラジカルのもうひとつの主要な源は、タバコの煙だ。煙を吸い込むと、フリーラジカルが肺に入り、血液に吸収されて動脈を攻撃する。喫煙が心臓病の最も大きなリスクファクターのひとつであるのはこれが理由だ。汚染された空気にもこれと似た作用がある。

フリーラジカルの働きを止める唯一の手段は、抗酸化物質だ。抗酸化物質とは、フリーラジカルを中和させ、無害にする分子のことである。抗酸化物質（とりわけビタミンA、C、Eとべータカロテン）が豊富な果物や野菜を食生活にたくさん取り入れることで、心臓病や脳卒中のリスクを減らせるということが、おびただしい研究例から明らかになっている。すぐに使える抗酸化物質が血液中にあれば、動脈をフリーラジカルによる損傷からまもり、心臓病のリスクを軽減できるのだ。

抗酸化物質は新鮮な果物や野菜からとることができるが、ほとんどの人は、存分な保護機能を得るのに十分な量の果物や野菜を食べない。抗酸化サプリメントも役に立つが、**フリーラジカルと戦うもうひとつの方法が、ココナッツオイルである。ほかの植物油と違って、ココナッツオイルは化学的に非常に安定しており、簡単には酸化しない。それどころか、フリーラジカルの攻撃に対する耐性が非常に強いので、抗酸化物質として作用し、ほかの油の酸化防止を助ける。ココナッツオイルは、フリーラジカルによる損傷から心臓と動脈をまもり、心臓病のリスクを軽減するのである。**

心臓病予防の新しい考え方

ココナッツオイルは心臓病の原因となる悪い食べ物である、という誤った思い込みは、食習慣と健康に関して私たちの時代が抱える最大の悲劇のひとつだ。皮肉にも、ココナッツオイルは心臓病から身をまもるのに最も役立つ食べ物のひとつかもしれないのである。よく言われるような悪者であるどころか、実はココナッツオイルは天使なのだ。ココナッツオイルを食べれば、あなたが心臓発作で苦しむ可能性を減らせるのである！

すでに見てきたように、ココナッツオイルは血中のコレステロールやトリグリセリド量に悪い影響を与えないし、血小板の粘度を高めて行きすぎた血栓形成を促進することもない。ココナッツオイルの摂取には、ほかの食用油と比べ、心臓病のリスク軽減につながるさまざまな要因があることが研究で明らかになっている。具体的には、体脂肪の低下、血栓形成傾向の低下、細胞内を自由に動き回るフリーラジカルの減少、肝臓コレステロール値の低下、細胞内に蓄えられた抗酸化物質の増加、そして集団調査における心臓病発生率の低下などである。

ココナッツオイルは、細菌、ウイルス、フリーラジカルによる損傷から心臓や動脈をまもる。動脈損傷の原因を取り去ることによって、ココナッツオイルは動脈壁をさらなるダメージからまもり、回復させるので、心臓病のリスクが減るだけでなく、実際に治癒を助けるのである。

さらにココナッツオイルは、心臓そのものにも直接影響を与えるようである。私はココナッツオイルが心臓の機能調整を助けると考えている。たとえば、心臓専門医に余命5年と宣告されたマリアという心臓病患者がいる。彼女の症状のひとつは、動悸が速く不規則であることだった。不整脈がひどいので、医師は彼女の胸にペースメーカーを埋め込むよう強く勧めた。彼女はこれを拒み、さまざまな自然療法を試したが、症状は続き、悪化した。私が彼女にココナッツオイルのことを話すと、彼女は栄養補助食品をとるように、一日大さじ4杯のココナッツオイルをとり始めた。最初の日、彼女から、不整脈が約50パーセント減ったとの報告があった。心臓がこれほど穏やかなのは数年ぶりだという。それまで試したどんなものも、これほどの効果はなかった。彼女は今もココナッツオイルをとり続け、彼女の心臓は以前より正常に機能している。彼女の心臓はココナッツオイルがお好きらしい。

マリアの病状の改善を聞いて私は非常に嬉しかったが、特に驚きはしなかった。ココナッツのことを知っている人なら、ココナッツが心臓に良いということを知っているからだ。ジャマイカでは、「ココナッツは強壮剤で、心臓に効く」と言う。あれから数年経った今も、マリアはココナッツオイルをとり続け、心臓発作で死ぬだろうと言った医師の予測よりずっと長生きしている。

この一例だけを見ても、ココナッツオイルは心臓に良い、あるいは心臓病に関して言えば少なくとも害はないと考えるべきだろう。

しかしココナッツオイルは、単に害のない傍観者ではなく、心臓病との戦いにおいて非常に重要な役割を果たす可能性をもっている。それを裏づけるすばらしい証拠があり、ココナッツオイルは間もなく、心臓病治療におけるパワフルな新兵器となるかもしれない。

金と政治と心臓病

通常の心臓病治療と違って、ココナッツオイルは安いし、副作用もなく、誰でも手に入れることができる。このことはしかし、ココナッツオイルにとって不利な点かもしれない。ココナッツオイルがすでに広く普及している天然産物であるがために、製薬・医療産業はこの分野の研究や関心の喚起に投資しようとはしない。儲からないからである。中鎖脂肪酸やココナッツオイルに関する情報のほとんどは、科学文献の中に埋もれているため、その効果を知る人は非常に少ない。ココナッツオイルがもつ本当の健康効果に関する知識は、ココナッツオイルについて本当のことを知っている、経験豊富な臨床医、著述家、研究家などが伝えるしかないのだが、彼らにとってそれは厳しい戦いだ——強大な利益先行の企業に支えられた、人びとの偏見や誤った世論が相手なのだから。

大豆産業界によるトロピカルオイル攻撃は、トロピカルオイルが心臓病の原因になる、という非難が土台にあった。これは皮肉なことだ——なぜならトロピカルオイルを水素添加された植物油に替えることで、実際に心臓病による死亡例が増えたのだから。そしてそのことは彼らにもわかっている。1950年代には早くも、水素添加された油が心臓病を引き起こすのではないかと考えられていたのだ。大豆産業界は、水素添加された油が健康に害を及ぼすことを十分承知の上で、自分たちに不利な結果となる研究を、推進しないばかりかやめさせようとさえしたのである。ジェーン・ハイムリッヒは、『What Your Doctor Won't Tell You（医者が教えてくれないこと）』という著書の中で、ある研究者が、水素添加油に都合の悪い研究結果を発表したところ、その後研究資金が集まらなくなった、と書いている。自分の研究は真実を知らしめて人びとの知識を増すことが目的で、ある製品の宣伝のためではない、とこの研究者は考えていたが、植物油業界はそれが気に入らず、その後の彼女の研究に資金提供することを拒んだのだ。

ようやく、水素添加された油とトランス脂肪酸についての真実が明らかになった。だがタバコの煙がガンの原因となることを長い間否定してきたタバコ産業界と同じように、大豆産業界も、トランス脂肪酸が心臓病を引き起こすことを否定した。彼らは巧妙に、人びとの関心を飽和脂肪酸とトロピカルオイルに向けさせ、それらを問題児だとして非難したのだ。1980年代と1990年代の初期、大豆産業界によるトロピカルオイル攻撃がたけなわだった頃、水素添加された油が心臓病をはじめとする数々の健康問題の原因となっていることを示す研究が、次から次へと発表された。水素添加油に不利な証拠が次々と増えていくのがわかった大豆産業界は、反トロピカルオイル運動の中でこの点に言及することを都合よく避けた。彼らは常に、トロピカルオイルは「植物油」に替えるべきである、とだけ言った。その植物油がどういう種類のものであるかには触れなかったが、それが水素添加された植物油であることは重々承知していたのだ。

ココナッツオイルの健康効果に関する知識が増していくにつれて、大豆産業界とその仲間たちは、根拠のないトロピカルオイル批判と、真実を覆い隠し、自分たちの製品をより好ましいものに見せるための研究に資金を提供して、人びとを混乱させることに一層の力を入れた。資金の提供源である機関や業界に有利な、偏った研究は頻繁に起きるものだ。1980年代と1990年代初期に起こったような組織的な中傷も、なくなることはないだろう。

04

THE COCONUT OIL
MIRACLE

細菌と戦う夢の天然兵器

Nature's Marvelous Germ Fighter

「私たちにできることはもうありません」。肝臓ガンで死の床に横たわる57歳の患者に向かって医者は言った。ギベール医師はこの9カ月、次々と抗生物質を試したが、どれひとつとして効果はなかった。患者の血液は依然として細菌で満ち、ゆっくりと全身を毒が侵していった。

「6、7種類の投薬治療を試みました。効かないだろうとわかっていたものもありましたが、ほかに試せるものがなかったのです」ワシントンDCの退役軍人病院に勤める伝染病専門医であるギベールは言う。治験薬すら役には立たなかった。患者の血液を検査すると、ときとして感染が見られないこともあったが、数日すると再び感染が戻ってきた。ある種の細菌は死んでも、抗生物質に耐性をもつ別の数種がそれに取って代わるだけだった。そして増殖し、数十億倍にもなる。

患者には医師の落胆がわかった。「私は死ぬ、とおっしゃりたいんですね」と彼は失望の溜め息をついた。「何も効果がないんです」とギベールは認めた。「もう打つ手がありません」

20世紀に発見された奇跡の薬、抗生物質も、この新手の細菌にはまったく効果がなかった。数日後、患者は血液と心臓の大々的な細菌感染症で亡くなった。

40年前に、地球上から消えてなくなるだろうと科学者たちが予想した病気に苦しみ、そのせいで死んでいく人たちは今もいる。抗生物質の使用によって撲滅されたと思われていた、結核、肺炎、性病などが、恐ろしい勢いで復活している。感染性疾患は現在、ガンと心臓病に続いてアメリカ人の死因の第3位であり、世界的な脅威となりつつある。微生物の遺伝子構造研究でノーベル賞を受賞したジョシュア・レーダーバーグ博士は、『Journal of the American Medical Association（米国医師会ジャーナル）』に寄せた論説の中で、「世界の住民のすべてが、かつてないほど、繰り返し出現する感染症に対して無防備である」と書いている。

専門家は、私たちが抗生物質を過度に使用したことがその主な原因であると言う。抗生物質は、薬に耐性のある細菌の増殖を促進するのである。アメリカ疾病予防管理センターが全国の死亡記録を調査したところ、10万件の死亡例につき65件は感染性疾患によるもので、12年前の41件から増加していた。ペニシリンが普及してからわずか5年後の1946年には、ペニシリンの効かないブドウ球菌が発見されている。

薬理学者は新型の抗生物質を開発したが、今度はそれが効かない細菌が現れた。新薬が開発される一方で、新種の細菌が現れたのだ。だが、新種の細菌を抑えるための新薬を開発すれば、細菌との戦いで優勢を保つことができる、と薬理学者たちは考えた。ゆっくりと、結核、細菌性肺炎、敗血症、梅毒、淋病、その他の細菌感染症など、厄介な病気が克服されていった――少なくとも、そう思われた。こうした病気で死ぬ人はまだいたが、その数は減ったのだ。ところが近年になって、こうした病気の原因となる細菌が大々的に復活しつつある。**私たちは、細菌との戦いの新時代に入ったのだ――「超」細菌との戦いである。**

現在では、病気の原因となる細菌にはすべて、存在する100種あまりの抗生物質のうちの少なくとも1つに耐性をもつタイプが存在する。超細菌の中には、知られている抗生物質のほとんどすべてに対して耐性をもつものもある。結核の新規症例7件に1件は薬が効かない。手術創傷の感染や小児の耳感染、髄膜炎などの原因となる肺炎球菌は、抗生物質が効かない数種が1970年代に登場し、現在も繁盛している。かつては抗生物質で治った細菌感染症で今、何千人もの患者が亡くなっている。それらに効く薬がひとつもないわけではないのだが、効果がある抗生物質がどれであるかがわかる前に、凶暴な細菌が患者の血液を毒し、重要な臓器を破壊してしまうのである。

抗生物質は今でも細菌感染症に対する重要な武器ではあるが、超細菌の登場により、近い将来ごくまれになる、あるいは絶滅すると考えられていた数々の病気に対して、私たちはより無防備になっている。

増加する食中毒

近年はまた、食品加工業界の衛生管理を憂慮する声が高まっている。細菌による食中毒が深刻な懸念となりつつあるのだ。有害な細菌が最も発生しやすいのは食肉である。衛生的でないことが多い畜殺場や倉庫で汚染されやすい。食肉は汚染されていることが多いため、肉は常にしっかり調理してから食べることが推奨されている。まな板や包丁についているほんの一滴の血から生肉に細菌が移り、病気や、死亡の原因にすらなることもある。

アメリカ疾病予防管理センターの推定によれば、アメリカ国内で起きる食中毒の4分の3は牛挽肉が直接の原因である。一度に挽肉にされる肉は、100頭もの牛からその一部が集められたもので、そのうちのどの1頭が汚染されていなかったとも限らない。わずか1頭が汚染されていて、その牛の肉がほんの微量混ざっただけで、その肉挽き作業1回分がまるまる汚染され、それが小分けにされて何十という店やレストランに納品される。1993年には、最も有名な食中毒事件が起きている。ジャック・イン・ザ・ボックスのハンバーガーを食べた客700人が食中毒になり、腎障害が一生残った人もいるし、少なくとも4人の子どもが亡くなった。アメリカでは、ジャック・イン・ザ・ボックスで発生した食中毒の原因である大腸菌が原因で、年間100人が死亡し、2万5000人が食中毒にかかると推定されている。

普通は安全だと思っている食べ物も問題である場合がある。たとえば、低温殺菌した牛乳には有害な細菌は含まれていないと私たちは思っているが、低温殺菌したあとに汚染が起きることもある。1994年には、運んだ生卵からのサルモネラ菌に汚染されたトラックが、その後、ミネソタ州のアイスクリーム工場に低温殺菌牛乳を運んだところ、この牛乳が汚染されていた。この牛乳を使って作られたアイスクリームはいくつかの州のスーパーに送られ、推定22万4000件の食中毒を引き起こした。アメリカ史上、一度の食中毒事件としては最大である。それ以降アメリカでは、50件以上の大規模な食中毒が起きている。

アメリカでは、食物が原因の病気にかかる人は年間650万人から8100万人、うち9000人が死亡する。ほとんどの場合死亡に至ることはないが、食中毒は私たちが考えるよりもずっと日常的に起きている。年間のインフルエンザ罹患数の約半数は、実は食中毒に対する反応だとする専門家もいる。あなたが去年の秋にかかった「インフルエンザ」は、実は食中毒だったかもしれないのだ。

安全ではない。低温殺菌されていないアップルサイダー、レタス、イチゴから、広範囲で食中毒が発生したこともある。加熱調理をすれば病気の原因となる細菌は破壊されるが、果物や野菜は生で食べるものが多い。あとは食品を洗って、十分に洗浄できたことを願うしかない。いったん食中毒にかかれば、抗生物質と自分の体の回復力以外に頼るものはない。だがもしも、超細菌に——たとえば、ほとんどの抗生物質が効かないある種のブドウ球菌に——感染してしまったら、どうすればいいのだろう？　**あなたの免疫系が、それに打ち勝てるほど強いことを願うばかりだ。**

食物の汚染問題は、肉だけでなくあらゆる種類の食物で高まりつつある。果物や野菜でさえ

すべてのウイルスは超細菌

ほとんどの細菌感染症には、まだ抗生物質が有効だ。だがウイルスとなると話は違う。ウイ

ルスはある意味、すべてが超細菌である——なぜならば、ウイルスを効果的に殺せる薬はないからだ。抗生物質が効くのは細菌のみで、ウイルスには効かないのである。今日まで、ウイルスの根絶と、ウイルスが原因の病気治療に効果のある薬は開発されていない。抗ウイルス薬は感染の程度を軽くするかもしれないが、ウイルスを根絶やしにするわけではない。それが、ウイルス感染症の一種である普通の風邪の治療薬が存在しない理由だ。あなたが風邪、インフルエンザ、ヘルペス、単核球症などのウイルス感染症にかかったときに、医者ができることはほとんどない。医者にできるのはただ、あなたの体が感染と戦っている間、その症状を緩和してあなたの辛さをやわらげることだけなのだ。

ウイルス感染症に対しては、ワクチンが最も効果的な武器であるとされているが、ワクチンは感染を治療するというよりも予防するものだ。ワクチンは、死んだ、または虚弱化したウイルスを体内に注入する。すると体はワクチンをウイルス感染と勘違いし、自分自身の「抗ウイルス性」化合物をつくり出してウイルスを必死に攻撃するのである。だが、ワクチンには感染症やその他の病気を引き起こす可能性もあり、完全に安全とは言えない。またウイルスは常に突然変異し続けており、新種のウイルスが出現するので、そのほとんどはワクチンがない。ウイルス感染から本当に身をまもれるものは唯一、私たちの体そのものがもつ自然免疫だけなのだ。

ウイルス感染症には治療法がないので、とりわけ免疫力が弱まっている人には命取りになりかねない。普通なら命にかかわるものではないインフルエンザで、毎年たくさんの子どもや老人が亡くなる。現代になって発生したウイルス感染症で最も恐ろしいもののひとつが、ヒト免疫不全ウイルス（ＨＩＶ）が原因のエイズだ。ＨＩＶウイルスは免疫系の細胞を攻撃し、感染した人は、さまざまな微生物による感染に対して無防備になる。そしてそうした微生物による感染が患者を死に至らしめるのだ。今のところ、どんな抗ウイルス薬もそれを止めることはできない。

私たちは超細胞の時代に生きている。医薬品は、すべての感染性微生物から身をまもる頼りにはならない。何かもっと、免疫システムを強化し、この厄介な侵入者と戦う助けになるもの――超抗微生物剤――が必要なのだ。

ココナッツオイルという超抗微生物剤

私たちは、微生物に満ちあふれた環境の中で生きている。呼吸する大気中にも、食べる物の中にも、飲む水の中にも微生物がいる。私たちの肌にさえ微生物はすんでいる。その多くが病気の原因となり、薬の効かない超細菌になったものもいる。だが幸いなことに、自然は私たちに、こうした有害な厄介者の攻撃から身をまもるのに役立つさまざまな薬用植物を与えてくれた。ココナッツもそのひとつである。

風邪をひいたりインフルエンザにかかると、治るまでどれくらいかかるだろう？　ほとんどの場合、数日から1週間、あるいはそれ以上だ。ただの風邪やインフルエンザを治す薬はない。具合が悪くなったら、自分の体に戦ってもらうしかないのだ。だから治るのにそれほど時間がかかるのである。

しばらく前のことだが、仕事仲間のひとりが、インフルエンザにやられたようだと言った。喉が痛くなり始め、鼻が詰まり、倦怠感があるという。**私は彼女に、大さじ2～3杯のココナッツオイルをコップ1杯の生温かいオレンジジュースに混ぜて、食事のたびに飲むように言っ**

た。彼女は私を疑い深げな目で見た。まるで「ご冗談でしょ。ココナッツオイルが何の役に立つの？」と言いたげだった。

それ以前の会話から、彼女はココナッツオイルにさまざまな栄養面の恩恵があることは知っていたが、ココナッツオイルがインフルエンザに効くとは思っていなかったのだ。私はココナッツオイルがインフルエンザを治すと言ったわけでも、症状が楽になると言ったわけでもない。「信用しろよ」と私は言った。「飲んでみればわかるから」

最初の日は症状が悪化した。ある特定の季節に起きる感染症は普通そうなのだ。インフルエンザは、最初の何日間か、侵入してきた感染症を迎え撃つのに十分な防衛機能を体が集結させるまで、徐々に悪化するのである。翌日、彼女の症状は悪化する代わりに消え始めた。3日目が終わる頃には症状はほとんどなくなっていた。よくなるのに、たったの3日しかかからなかったのだ。彼女は驚いて、「インフルエンザが3日で治ったことなんてないわ」と言った。

なぜココナッツオイルがインフルエンザを治すのか？　**ココナッツオイルの最も驚異的な点のひとつが、感染症に効く、ということなのだ。ココナッツオイルを食べると、体はその独特な脂肪酸を変容させて、病原菌として最も名高い微生物すらやっつけることができる、強力な**

抗微生物作用をもつ物質にする。ココナッツから派生するこの救命物質には、超細菌さえ敵わない。つまりココナッツオイルは、その独特の特徴のおかげで、天然の抗菌・抗ウイルス・抗真菌・抗原虫効果をもつ食べ物なのである。

ココナッツオイルの抗微生物作用は、独特の中鎖脂肪酸組成から来るものだ。ココナッツオイルの脂肪酸は（遊離脂肪酸やモノグリセリドに分解されると）、程度はさまざまだが、どれも抗微生物性を示す。簡単に手に入る食べ物が感染症の治療と予防の両方に使える、というのだから、これは非常におもしろい研究分野だ。片手いっぱいの抗生物質をやっとのことでのみ下し、副作用に苦しむよりも、ココナッツオイルで調理した大好きな食材を食べて感染症と戦うほうが、気持ちが良いのではないだろうか？　ココナッツオイルを使ったピザや、ココナッツミルクで作ったプリンのほうが、まずい錠剤をいくつものみ込むよりも食欲をそそるだろう。そういうことが可能かもしれないのだ。研究者たちは現在、ココナッツオイルに含まれる中鎖脂肪酸を使って、抗微生物作用をもつ濃縮健康補助食品や薬剤を開発中である。

インフルエンザから、エイズなどの生命にかかわるものまで、ココナッツオイルが治療と予防に効力を発揮する感染症の多種多様さはまさに驚異的だ。エイズを発症させるＨＩＶウイルスに感染した人に中鎖脂肪酸をとらせる治療法は、非常に有望であることが近年わかってきており、この分野での研究が進んでいる。現在私たちが抱えている病気の多くは、ココナッツオイルを食べる、という簡単なことで解決するかもしれない。臨床試験の結果は、ココナッツオイルに含まれる中鎖脂肪酸が次のものを破壊することを示している——インフルエンザ、はしか、ヘルペス、単核球症、C型肝炎、それにエイズを発症させるウイルス。胃潰瘍、咽喉感染症、肺炎、副鼻腔炎、耳痛、リウマチ熱、虫歯、食中毒、尿路感染症、髄膜炎、淋病、毒素性ショック症候群の原因となる細菌。白癬、カンジダ感染症、鵝口瘡《がこうそう》につながる菌類やイースト（酵母）菌。そして、ランブル鞭毛虫《べんもうちゅう》症などの腸内感染を引き起こす寄生生物だ。

こうした病気の治療や予防にココナッツオイルを使うことのすばらしい点は、病気の原因となる微生物にとっては致命的でも、ココナッツオイルは人間には無害であるということだ。ココナッツオイルが細菌退治にそれほど効果的なのは脂肪酸を含んでいるからだが、これは、子どもをまもるために自然が母乳に与えたのと同じものなのである。人間の母乳や、その他の哺乳類の乳にはみな、少量の中鎖脂肪酸が含まれている。乳脂肪を濃縮したものであるバターが中鎖脂肪酸を含むのはそのためだ。母乳は、含まれている中鎖脂肪酸によって、まだ免疫系が発達途上にあり生涯で最も無防備な時期の赤ん坊を、有害な細菌からまもっているのである。それが、ココナッツオイルまたは中鎖脂肪酸が粉ミルクに添加される理由のひとつだ。**母親がココナッツオイルをとれば、母乳には、赤ん坊をまもり栄養を与える中鎖脂肪酸がより多く含まれる。そして新生児にとって安全なものならば、私たちにとっても安全だ。自然は、私たちに栄養を与え、感染症からまもるために、中鎖脂肪酸をつくったのだ。**

医学研究者たちは、感染症と戦うためにすばらしい合成薬剤を開発しているが、どれも望ましくない副作用がある。非常に有毒なものもある。一方、ココナッツオイルは自然が生んだ抗微生物剤であり、食品として長い歴史をもっていることからわかるとおり、まったく安全である。治療に薬剤が必要な病気もあるだろうが、普段からココナッツオイルを食べることで、感染症にかかる可能性はぐんと低くなるのである。

研究が進めば、ココナッツオイルは医者の処方なしに手に入る、最も優れた内服抗微生物物質であることが証明されるかもしれない。日常の食事にココナッツオイルを加えるだけで、多種多様な感染症からあなたをまもってくれるかもしれないのだ。インフルエンザにかかったと感じたら、ココナッツの実を干したものを食べたり、ココナッツオイルを使って調理したものを食べれば、感染をやっつけることができるかもしれない。あなたに子どもがいるならば、耳痛やはしかなど、小児期の疾病から子どもをまもる良い方法だろう。口腔内を清潔に保つことと並んで、ココナッツオイルをとれば子どもの歯を虫歯や歯周病からまもるのにも役立つかもしれない。夕食に、ココナッツオイルを使ったピザを食べさせるといったごく普通のことが、あなた自身やあなたの子どもたちのためにできる、最も健康に良いことかもしれないのだ。

天然の細菌キラー

脂肪酸は私たちの健康には欠かせないものだ。細胞組織やホルモンをつくる材料として、それが必要なのだ。私たちの体細胞はすべて、正しく機能するためには脂肪酸の供給がなくてはならない。自然が私たちの食べ物に脂肪酸を含ませたのには理由があるのである。あなたの体は脂肪酸を認識できるし、それをどう使えばいいかわかっている。中鎖脂肪酸は、体がその有効な利用法を知っている天然成分なのだ。**中鎖脂肪酸は特定の微生物にとっては極めて有害である一方、私たち人間には無害である。**

脂肪酸のうち、カプリル酸（C：8）、カプリン酸（C：10）、ミリスチン酸（C：14）はどれも抗微生物作用があるが、抗ウイルス活性が最も高いのはラウリン酸（C：12）である。これは重要だ――なぜなら、効果的にウイルスと戦えるものは非常に少ないからだ。またラウリン酸（とその他の中鎖脂肪酸）は、薬剤と違って、望ましくない、あるいは有害な副作用がない。

古くは1966年、ミシガン州立大学の研究者、ジョン・J・カバラ博士が、ラウリン酸の抗微生物作用について報告した。食べ物のウイルス汚染が懸念されていたため、初期の研究はラウリン酸の抗ウイルス効果に焦点を当てていた。間もなく、ラウリン酸には抗菌性も抗真菌性もあることがわかった。それどころか、こうした特徴はすべての中鎖脂肪酸に共通しているようだった。

ほとんどの細菌とウイルスは、脂質二分子膜で覆われている。この膜をつくっている脂肪酸は、微生物のDNAその他の細胞物質を包み込んでいる。だが、私たちの肌が比較的強靭なのと違い、これら微生物を包む脂質膜は液状に近い。膜をつくっている脂肪酸はつながりが弱く、膜は可動性と柔軟性が非常に大きい。この独特の性質のおかげで、これらの微生物は動き、曲がり、ごく小さな隙間を通り抜けることができる。

脂質膜で覆われたウイルスや細菌を、中鎖脂肪酸は簡単に殺すことができる。主に脂質膜を破壊することによって、微生物そのものを破壊するのだ（127ページの表を参照）。中鎖脂肪酸は微生物の膜を構成するものと似ているので、容易に膜に引きつけられ、吸収される。だが膜中のほかの脂肪酸と違い、中鎖脂肪酸はもっとずっと小さいので、もともと液体に近かった膜は弱くなり、ついには崩れてしまうのである。脂質膜は文字どおりぱっくりと裂け、中身が流れ出して微生物は死んでしまう。すると白血球がその残骸をすばやく片付ける。こうして中鎖脂肪酸は、侵入してきた微生物を、人間の細胞には知られる限り何の害も及ぼさずに殺すのだ。

中鎖脂肪酸の抗微生物作用を、私たちの体は自然に利用している。有害な微生物に対する防御の最前線を務めるのは私たちの皮膚だ。私たちに害を及ぼすためにはまず、微生物は皮膚という防御壁を突破しなくてはならない。皮膚は外から来たものをある程度は透過させるが、同時に敵を撃退するための化学兵器も備えている。そうした兵器のひとつが、皮脂腺から分泌される油だ。皮脂腺は一本一本の毛の根元にある。この油は毛幹に沿って分泌され、髪と皮膚に潤いを与える。皮膚が渇いてひび割れるのを防ぐので、この油のことを「天然のスキンクリーム」と呼ぶ人もいる。そしてまた、ほかにも非常に重要な機能がある——中鎖脂肪酸が含まれていて、侵入してくる微生物と戦うのだ。皮膚を覆う薄い油の膜が私たちの皮膚を、日々接触する数多くの有害な細菌からまもっているのである。

皮膚の表面のほか、中鎖脂肪酸は母乳にも含まれていて、新生児をまもり、栄養を与える。中鎖脂肪酸は無害だし、有害な副生成物もつくらない。完全に安全で、自然なものなのだ。脂質研究者であるジョン・J・カバラ博士は、脂肪酸を医療目的で使うことの安全性についてこう言っている――「脂肪酸とその派生物は、人間が知っている化学物質のうちでも、最も毒性が弱い傾向にある。人間にとって毒性がないだけでなく、脂肪酸は実際の食物であり、不飽和脂肪酸に関して言えば、成長、発達、そして健康には欠かせないものだ」

ラウリン酸

ココナッツオイルの成分のうち、約48パーセントがラウリン酸（炭素鎖12個の飽和脂肪酸）、18パーセントがミリスチン酸（炭素鎖14個の飽和脂肪酸）、7パーセントがカプリン酸（炭素鎖10個の飽和脂肪酸）、8パーセントがカプリル酸（炭素鎖8個の飽和脂肪酸）、そして0・5パー

中鎖脂肪酸が殺す微生物

ウイルス	細菌
HIV	リステリア菌
麻疹ウイルス	ピロリ菌
単純ヘルペスウイルス	インフルエンザ菌
ヘルペスウイルス	クラミジア肺炎菌
肉腫ウイルス	クラミジア・トラコマチス
合胞体ウイルス	B群レンサ球菌
ヒトTリンパ好性ウイルス（タイプ1）	表皮ブドウ球菌
水疱性口内炎ウイルス（VSV）	黄色ブドウ球菌
ビスナウイルス	アクネ菌
サイトメガロウイルス	緑膿菌
エプスタインバーウイルス	ナイセリア属
インフルエンザウイルス	アシネトバクター・バウマニー
白血病ウイルス	レンサ球菌　A、B、F、G群
肺炎ウイルス属	グラム陽性菌
C型肝炎ウイルス	グラム陰性菌 （キレート化合物で前処理を施した場合）
コクサッキーB4ウイルス	
フニンウイルス	

セントがカプロン酸（炭素鎖6個の飽和脂肪酸）である。ココナッツオイルにその驚くべき抗微生物性を与えているのはこれらの飽和脂肪酸であり、パームカーネルオイルを除いて、ほかの植物油はこれらを含まない。また、ココナッツオイルに含まれるこれ以外の脂肪酸には抗微生物作用はほとんどない。

厳密に言うと、生のココナッツに含まれるココナッツオイルは、そのままでは抗微生物性はない。ココナッツは、ほかの果物や木の実と同じく、菌類や細菌にやられることもある。前述したことと矛盾するようだが、すばらしいのは、**ココナッツオイルは食べると体内で変化し、有害な微生物には致命的で、かつ人間には無害な構造をもつようになる、ということなのだ。**

ココナッツオイルを含むすべての食用油は、トリグリセリドという構造をもっている。トリグリセリドというのは要するに、1個のグリセロール分子に3個の脂肪酸がつながったものだ。油を食べると、このトリグリセリドが分解して、ジグリセリド（2個の脂肪酸がグリセロール分子で連結したもの）、モノグリセリド（グリセロール分子に脂肪酸が1個付着したもの）、そして遊離脂肪酸になる。**このうち、抗微生物作用をもっているのはモノグリセリドと遊離脂肪酸で、ラウリン酸とカプリン酸のモノグリセリド、モノラウリンとモノカプリンが最も活性が強い。**

中鎖脂肪酸の中で、総合的に最も強い抗微生物作用をもっているのは、ラウリン酸と、そこからできるモノグリセリド、すなわちモノラウリンである。

抗微生物性について言えば、モノグリセリドと遊離脂肪酸には活性があり、ジグリセリドとトリグリセリドには活性がない。したがって、ココナッツオイル（トリグリセリドで構成される）の抗微生物性は、体内に取り込まれたり、ほかの方法で、遊離脂肪酸またはモノグリセリドに変換されて初めて活性化する。

ココナッツオイルとパームカーネルオイルは、天然のラウリン酸供給源としては群を抜いており、脂肪含量中の50パーセント近くがラウリン酸だ。ずっと遅れてあとを追う乳脂肪とバターには、ラウリン酸が約3パーセント含まれている。一般的な食べ物の中では、ラウリン酸がまとまった量含まれているのはこれだけだ。トロピカルオイルとは違って、植物油はどれも、ラウリン酸をはじめ、中鎖脂肪酸はまったく欠落している。

ラウリン酸が初めて見つかったのは、地中海地方に育つ月桂樹の実と種からである。月桂樹の種から採った油の治癒力は古代から知られていた。イタリア、フランス、ギリシャ、トルコ、そしてモロッコの民間療法では、消化を助けたり、膀胱や皮膚の病気を治療したり、虫刺されの毒から身をまもるためにこの油が使われていた。科学者たちがその治癒力の秘密を解明し始めたのは、1950年代、1960年代になってからのことだ。月桂樹の種は40パーセントがラウリン酸だが、ココナッツオイルとパームカーネルオイルはもっと豊富にラウリン酸を含むため、ラウリン酸をはじめとする中鎖脂肪酸について行われた医学的な研究は、そのほとんどが、トロピカルオイル由来の中鎖脂肪酸を使っている。

ラウリン酸にさまざまな健康効果があることから、研究者たちは近年、私たちの食べ物に含まれるラウリン酸の量を増やす実験をしている。さまざまな植物に含まれるラウリン酸の量を増やそうとしているのだ。科学者たちは、遺伝子を操作して、ラウリン酸を36パーセント含む、ラウレートキャノーラと呼ばれる新種のキャノーラ（ナタネ）を作り出した。やがてこの新しいキャノーラが、さまざまな食品に使われるようになるかもしれない。

中鎖脂肪酸と、それらに含まれるモノグリセリドがもっている数多くの健康効果を示す研究結果は、非常に説得力があり、今ではこうした成分を含む健康補助食品（サプリメント）が市場に出回っている。いろいろなブランド名で販売されているが、たとえばラウリシディン

(Lauricidin) というのはモノラウリンのサプリメントで、健康食品の店や医療関係者から入手できる。アメリカでは、何十という医療クリニックがこうしたサプリメントを積極的に治療に取り入れており、目覚ましい成功を収めている。たとえば、HIV感染患者が医師の指導のもとにこうしたサプリメントをとり、健康状態が大きく改善されたことが報告されている。ある女性は、卵巣嚢胞に20年間苦しんできたが、サプリメントをとり始めて1カ月経たないうちに嚢胞が縮み始め、消えてしまった。

また、20年にわたってC型肝炎を患っていたある男性がサプリメントを処方されたところ、6カ月後、100万もあった彼のウイルス負荷量は検出不能なレベルまで減少し、酸素補給も必要なくなった。肝臓酵素は正常値になり、車椅子も不要になって、普通の生活ができるようになったのだ。

食品・健康産業は、健康補助食品と遺伝子組み換えによる植物油という2つの方法で、私たちにより多くのラウリン酸をとらせようとしている。

だが、自然界でラウリン酸を最も豊富に含む最高の供給源は、何と言ってもココナッツとココナッツオイルである。たとえば、乾燥させて刻んだココナッツの果肉大さじ1杯に、約2グラムのラウリン酸が含まれている。ココナッツオイルそのものは、大さじ1杯に7グラムだ。ココナッツ製品には、ラウリン酸のほかにも、カプリン酸（7パーセント）やカプリル酸（8パーセント）など、ほかの中鎖脂肪酸が含まれている。どちらもさまざまな健康効果があり、ココナッツを原料としないラウリン酸の供給源にはそれが欠けている。

細菌

抗生物質が発見される以前は、細菌感染症の治療として医学的にできることはほとんどなかった。医者には、患者の体が病気と戦っている間、患者を少しでも楽にしてやることしかできなかったのだ。今では抗生物質が病原菌退治のための標準的な武器となったが、食べ物やハーブなど、自然の産物の中にも抗生剤の性質をもつものがあり、昔から使われて、ある程度の効果を発揮している。そのうちのひとつがココナッツオイルである。

ココナッツオイルに含まれる脂肪酸は強力な抗生物質で、さまざまな病気の原因となる細菌を殺すことが知られている。左表に、中鎖脂肪酸が効果を発揮する細菌と、その細菌が原因と

中鎖脂肪酸が殺す細菌

細菌	原因となる疾病
連鎖球菌属細菌	咽喉感染症、肺炎、副鼻腔炎、耳痛、リウマチ熱、虫歯
ブドウ球菌	ブドウ球菌感染症、食中毒、尿路感染症、毒素性ショック症候群
ナイセリア	髄膜炎、淋病、骨盤感染症
クラミジア	性器感染症、鼠径《そけい》リンパ肉芽腫、結膜炎、オウム病、歯周炎
ピロリ菌	胃潰瘍
アクネ菌	ニキビ、眼瞼炎《がんけんえん》、眼内炎
グラム陽性菌	炭疽病《たんそびょう》、胃腸炎、ボツリヌス中毒症、破傷風

なる一般的な疾病をまとめる。

こうした細菌感染症の標準的な治療法は抗生物質の投与であり、生きるか死ぬかという状況ではそれが必要かもしれない。しかし、感染という感染すべてに対して薬をのむのではなく、食べる物によってこれらの細菌を殺すということも考えられる。タマネギ、ニンニク、エキナセアなどはすでに、この目的で広く使われている食用植物だ。ココナッツにもまた同じ効果があり、おそらくほかの天然抗生物質よりもはるかに効果は高いだろう。

たとえば胃潰瘍を例にとろう。近年行われた分析では、胃潰瘍の90パーセントが、かつて考えられていたような胃酸過多が原因ではなく、ピロリ菌によって引き起こされると推測されている。そして中鎖脂肪酸はピロリ菌を殺すのである。いつの日か、胃潰瘍の治療法として、ココナッツオイルで調理した食べ物をもっと食べるように、と医者が勧める日が来るかもしれない。ココナッツオイルを日常的にとれば、感染を完全に予防することさえできるかもしれないし、同じことが、耳感染、肺炎、食中毒、その他多くの感染症についても言えるかもしれない。これは胸がワクワクする可能性だが、徹底した調査研究が必要だ。けれども、ココナッツオイルの健康効果を味わうために、5年も10年も先に研究が完結するまで待つ必要はない。食べても安全なのだから、今すぐに安心してあなたの食生活に加えることができるのだ。

抗生物質を使うことの問題点のひとつは、抗生物質は善玉も悪玉も含めたさまざまな細菌を殺してしまう、ということだ。人間の腸の中には「友好的な」細菌がたくさんすんでいて、害を及ぼさないどころか、健康のためにはそれらが必要である。私たちの味方であるこうした細菌は、栄養素を消化したり、ビタミンKなど、健康に欠かせない重要なビタミンを合成したり、病原となる細菌の居場所を奪ったりする。健康な人は腸内にたくさんの細菌がいて、カンジダ菌といった厄介な病原菌を抑えてくれる。カンジダ菌は単細胞菌類（イースト細胞）で、主として腸管に生息する。善玉菌がカンジダ菌の数を上回り、カンジダ菌を抑えておける限りは、このイースト菌にはほとんど危険性はない。

ところが抗生物質をとると、病原菌と一緒にこの善玉菌も殺される場合が多い。すると、抗生物質が効かないカンジダ菌などのイースト菌が無制限に増え、腸管内で急増して、腸管はカンジダ菌であふれてしまう。その結果、イースト菌の異常繁殖や感染が起きる。感染は何年も続き、頭痛から消化の問題まで、さまざまな症状を引き起こす。自分が全身性カンジダ感染症であることを知らない人も多い。抗生物質を使う際には必ず、抗真菌薬やプロバイオティック製品をとるべきなのはこういう理由だ。プロバイオティック製品は、病原菌ではなく、善玉菌の増殖だけを助ける働きがある。

中鎖脂肪酸の良いところのひとつは、害を及ぼす可能性のある細菌は殺すが、腸内の善玉菌は殺さない、ということだ。中鎖脂肪酸はまた、抗真菌性があるので、カンジダ菌その他、腸管内のイースト菌を殺し、腸内環境を健康に保つ。

イースト菌と真菌

ボストンカレッジの学生、ノーマ・ギャランテは、膣の痒《かゆ》みとおりものがあって、近所の医療クリニックを訪れた。医者は彼女のおりものを顕微鏡で調べ、軽い細菌感染と診断して抗生物質を処方した。

だが、薬をのむと症状は悪化した。ノーマは再び医者に行き、医者は別の抗生物質を処方した。今度も効き目はなかった。何度も何度もそれを繰り返したが、効き目のある薬は見つからなかった。「クリニックに何度も通い、そのたびに違う抗生物質を処方されました」とノーマは言う。イライラした医者はとうとう、抗カンジダ剤の塗り薬を試させた。カンジダ菌には抗生物質は効かないが、抗真菌性の塗り薬や座薬で局所的な治療が可能である。ノーマの症状が消えた。ホッとして、これでやっと問題解決だ、と彼女は考えた。

イースト菌による感染はしつこく、再発することも多い。ノーマの場合もそうだった。ほどなくして、彼女は再び感染症になった。薬を使うと症状は改善されるようだったが、数カ月後には再びひどくなる。間もなく、足白癬（訳注　水虫のこと）や白癬など、ほかの真菌感染症も始まった。常に何かの真菌感染症に悩まされるようになったのだ。彼女には慢性的な疲労感があった。何をしても疲れてしまう。彼女は鬱状態に陥った。当時を思い出して彼女は言う。

「お医者さんはどうしたらいいかわからなかったの。あの人たちにとっては私の問題は些細《ささい》なことだったけれど、私は毎日その痒みと疲労感と暮らしていたのよ。私にとっては些細なことなんかじゃなかったわ」

医者から助けを得られなかった彼女は、自分で解決策を探り始めた。健康食品の店でイースト菌感染症に関する本や情報を探し、それらを熟読した結果、彼女は自分が全身性カンジダ感染症にかかっているのだと気がついた。彼女は砂糖をとるのをやめ、ココナッツオイル由来の、カプリル酸というサプリメントをとり始めた。効いた！　膣内イースト菌感染も、皮膚の感染症も治ってしまったのである。感染症と戦っていた間の途切れのない精神的負担がなくなって、活力も戻ってきた。慢性の疲労感なしに、元どおり、普通に生活できるようになったのだ。「元気を取り戻してくれるものが見つかって、本当にホッとしたわ」と彼女は言う。

西洋社会で最も蔓延している健康問題のひとつは、カンジダアルビカンスという真菌が原因である。多くの女性がこの厄介者のことを知っている——膣内イースト菌感染症の原因として一般的だからだ。口腔カンジダ症や、赤ん坊のおむつかぶれもこれが原因である。カンジダ菌は単細胞菌類（イースト細胞）で、地球上のすべての人の腸管と粘膜に生息している。新生児は、生後数日のうちに感染し、腸管にコロニーができ始める。通常は、善玉細菌と免疫系の浄化作用がカンジダ菌とせめぎ合って、カンジダ菌の数を抑え、健康に問題を引き起こすのを防いでいる。だが免疫機能が低下したり、抗生物質によって腸内の善玉菌が死んでしまったりすると、カンジダ菌による感染症があっという間に頭をもたげるのである。抗生物質を1コースとっただけで、ひどいカンジダ菌感染症が起きることもある。生涯に一度でも膣内イースト菌感染症を経験する女性は、約75パーセントにのぼる。

膣内イースト菌感染症は通常、体の一部だけに局所的に存在するものとして治療される。だが多くの人は、全身性の感染症にかかっているのだ。カンジダ菌が手をつけられないほど増え、腸管からあふれて、生殖器官を含む体全体に感染が広がるのである。全身性カンジダ感染症はカンジダ症ともイースト菌症候群とも呼ばれ、体全体を蝕み、女性だけでなく男性もかかる病気だ。症状は多種多様で、医師にも診断は困難である。

カンジダ症と特定するのが難しいために、多くの男女がそれとは気づかないままカンジダ症で苦しんでいる。膣内イースト菌感染症や口腔カンジダ症は、白っぽい分泌液で見分けがつく。膣内イースト菌感染症が何度も再発するのは、全身性カンジダ感染症を示すしるしのひとつだ。だが膣内イースト菌感染症が発症していなくてもカンジダ症である場合もある。抗生物質、経口避妊薬、ステロイド、あるいは免疫抑制剤をのんだことのある人はみな、仮に目立った症状は見られないとしても、全身性カンジダ感染症にかかっている可能性が高い。ほかに典型的な症状としては、けん怠感、鬱、アレルギー症状、そして繰り返し起こる真菌性皮膚感染症（足白癬、いんきんたむし、白癬など）がある。

真菌性皮膚感染症は、頭のてっぺんから足の先まで、体中どこでも患部になり得る。ハンドローションやスキンクリームを使っても肌が乾燥し、カサカサしているとしたら、真菌感染症かもしれない。乾癬と呼ばれるものも、実は真菌感染症であることが多い。フケの原因も一部は皮膚真菌だ。足白癬に似た頭皮白癬にかかるのは、主に思春期直前の子どもである。これは、頭皮を皮膚真菌からまもる、中鎖脂肪酸を含む皮脂が、思春期までは分泌されないためである(皮膚の健康についての詳細は第6章を参照のこと)。

ココナッツオイルで真菌感染症とイースト菌感染症を治す

薬剤でない天然の物質で、イースト菌を抑える働きが最も強いのが、ココナッツオイルから採れる中鎖脂肪酸であるカプリル酸だ。カプリル酸をカプセル状にしたものは、サプリメントとして健康食品店で普通に売られている。カンジダ菌やその他の真菌に非常に効果的だ。少々のココナッツオイル、またはビタミンEオイルと混ぜて、真菌性の皮膚感染症の塗り薬としても効果がある。何カ月も続いていた真菌感染症が、カプリル酸と少々のココナッツオイルを塗って、ほんの数日で治ってしまったのを見たことがある。体内でもその効果は同様で、体にまったく害を及ぼすことなく真菌を殺すのである。

ココナッツをベースにした伝統食を食べているポリネシア諸島の女性たちは、イースト菌感染症にかかることは非常にまれである。彼らのようにココナッツオイルを日常的にとっていれば、カンジダ菌やその他の有害な微生物を寄せつけないのだ。

カプリル酸の効果のすばらしさが伝えられると、サプリメントメーカーの多くが、全身性カンジダ感染症や膣内イースト菌感染症に対処するための製品にカプリル酸を配合するようになった。米国先端医療学会の会長で、『The Yeast Syndrome（イースト菌症候群）』の著者であるジョン・P・トローブリッジ医学博士も、全身性カンジダ感染症の治療にカプリル酸を強く推奨している。『The Yeast Connection（イーストとの関係）』の著者であり、イースト菌感染症の権威として著名であるウィリアム・クルック医学博士もまた、カプリル酸を推奨する。博士によれば、カプリル酸を治療に使って成功した医師は数多くおり、抗真菌薬に拒否反応を示す患者にはカプリル酸は特に有効である。報告によれば、カプリル酸には、抗真菌薬として最も一般的な処方薬、ナイスタチンと同等の効果があり、しかも副作用がない。

カンジダ症を治すにはこれまで、食生活の調整と投薬治療しか方法がなかった。カプリル酸はイースト菌退治の天然の武器として、薬の代わりに使われて成功を収めている。カプリル酸は、抗真菌作用をもつハーブと組み合わせて、イースト菌感染症患者向けのサプリメントとして売られていることが多い。市場に出回っている抗カンジダサプリメントには、カプリシン（Capricin／プロバイオロジック社）、マイコスタット（Mycostat／プロフェッショナル・ヘルスプロダクト社）、カプリスターティン（Caprystatin／エコロジカル・フォーミュラ社）などがある。

ココナッツをふんだんに食べる人びとが暮らすのが、イースト菌や真菌が非常に多い地域であるにもかかわらず、感染症はめったにない、というのは興味深い。イースト菌感染症、皮膚真菌症、ニキビ、その他の皮膚感染が大きな問題なのは、温帯の、食物脂肪を主に精製植物油からとっている地域だけなのである。

寄生虫

寄生虫は大きく2つのグループに分けられる。ひとつは条虫や回虫などのグループ、もうひとつは単細胞生物、原虫である。寄生虫は人間と動物のどちらの腸にも寄生し、激しい腹痛を引き起こす原因になる。寄生虫というと衛生状態の悪い開発途上国を思い浮かべがちだが、寄生虫の問題は世界中、北アメリカにさえある。公衆衛生が重視されている国の人びとは、寄生虫問題など存在せず、心配する必要はないと思い込んでいるが、それは間違いだ。寄生虫はどこにでもいて、無防備な宿主を捕まえる機会を窺っているのである。バックパッカーは昔から、川や湖の水を飲むのが危険なことを知っていた。戸外の自然水域は、たとえそれが山奥にあっても、寄生虫に汚染されていることが多いのだ。

45歳の地質学者バート・トーマスは、大の自然愛好家だった。ハイキング、ロッククライミング、そしてマウンテンバイクで走るのが大好きで、スポーツマンとしても優秀だった。1994年の春、彼は3人の子どもを連れて、ワイオミング州の山奥にバックパック旅行に出かけた。見たところ汚れのない自然の中でさえ天然の水源の水を飲むのが危険であることを常に意識していた彼は、飲み水はすべて、沸かすかフィルターにかけた。

帰宅後、彼は何度も下痢に襲われ、徐々に疲労が溜まっていった。すっかり元気がなくなり、生活の一部だったアウトドアスポーツにも出かけなくなった。体重が減り始め、目まいに苦しみ、息切れするようになった。医者には原因がわからなかった。具合が悪くなったのがワイオミング州から戻ってすぐだったので、大便の寄生虫検査が行われた。結果は陰性だった。その後の6カ月間に、潰瘍を治療し、病気の原因を知るために血液検査、腹部スキャン、レントゲン検査を受けた。症状は悪化した。失神や心悸亢進《しんきこうしん》（訳注　心臓の鼓動が速まること）が始まり、ついには入院した。心電図をとった結果、不整脈という深刻な異常が見つかった。目まいや失神はこれが原因と推測され、不整脈を整える薬が処方されたが、副作用があるのでやがて服用をやめてしまった。大便検査の結果は陰性だったが、医者はランブル鞭毛虫症の薬を処方したほかにできることがなかったからだ。

間もなく、バートの下痢は劇的に減り、彼は以前の元気を取り戻した。あとでわかったことだが、一般に寄生虫検査は、検査結果が誤りであることが多いという問題があるのだ。検査結果が陰性だったからといって、寄生虫がいないとは言いきれないのである。

だが彼の心悸亢進と目まいは治らず、運動しようとするとひどくなるようだった。彼は別の、腸疾患を専門とする医者に行った。その医者にはすぐに、それがランブル鞭毛虫症の症状であることがわかった。ランブル鞭毛虫が駆除されたかどうかを確かめるために、再び検便が行われた。ランブル鞭毛虫はいなくなっていた。

寄生虫そのものは駆除されたものの、寄生虫が残したダメージはそのままだった。腸の透過性試験の結果、バートは栄養素を吸収できず、ミネラル欠乏症であることがわかったのだ。医者は複数のビタミンとミネラルのサプリメントを処方した。1カ月経たないうちに、バートの心悸亢進と目まいは90パーセント減少し、また大好きなスポーツができるようになった。だがランブル鞭毛虫症による体のダメージが完全に回復するには、大量のサプリメントをとり続けて9カ月かかった。

バートは山奥でランブル鞭毛虫に感染したと推測されていたが、あるいはそうではないかもしれない。水道の水が汚染源ということもあり得るのだ。上水処理をしても、すべての汚染物質や寄生虫が除去されるわけではない。クリプトスポリジウムやランブル鞭毛虫といった単細胞生物は、上水処理を無傷で通過してしまうのでとりわけ厄介だ——硬い外皮でまもられているので、細菌を殺すために都市の上水に加えられる塩素も効果がない。サイズが小さいため、捕らえるには非常に目の細かいフィルターが必要で、水道水からこれらの寄生虫を完全に除去することは不可能である。飲料水規制は、寄生虫汚染を減少させはしても、完全に排除するように定められてはいない。つまり、政府の基準を満たす水道水であっても寄生虫がゼロではないかもしれないのだ。水道水は常に監視して、許容濃度を超える汚染は検出しなければならないが、それをしてもランブル鞭毛虫に感染する可能性は残る。一番感染しやすいのは、免疫系が弱く、寄生虫に対して効果的な予防線を張れない人たちだ。主に、ごく幼い子どもや老人、それに、エイズなど免疫系の働きが抑圧される病気の人たちである。

ランブル鞭毛虫と、もうひとつ別の寄生虫、クリプトスポリジウムは、普通、さまざまな哺乳動物の消化管にすんでいる。公共水道システムに汚水や動物の排泄物などが入り込むと、これらの微生物に汚染される。アメリカ疾病予防管理センターによれば、アメリカの表流水（河川、湖、水路など）の65〜97パーセントにクリプトスポリジウムがすんでいる。そして私たちの水道水のうち、約5割は上水処理された表流水である。ランブル鞭毛虫の問題はさらに大きい。アフリカ、アジア、中南米及びメキシコでは死亡率の高い感染性疾患の上位20位に入っているし、北アメリカでも最も症例が多い寄生虫なのである。アメリカ疾病予防管理センターは、毎年200万人のアメリカ人がランブル鞭毛虫症にかかると推定している。

耳にすることはないかもしれないが、感染症のアウトブレイク（感染症の集団発生）は始終起きている。小さな町で起きることが多いが、大都市圏で起きることもある。水道が安全でないというのはどこの自治体にとっても恥ずかしいことなので、手遅れになるまで当局が問題の存在を認めたがらないことがある。4000万人に及ぶアメリカ国民が使う、上水処理された水道でも、ランブル鞭毛虫が見つかることは珍しくなく、これまでいくつかの小都市で感染症を流行させている。1993年にウィスコンシン州ミルウォーキーで起きたのがどうやらこれだった。水道の上水処理機能が停止し、市の飲料水が1週間、クリプトスポリジウムに汚染されたのである。その結果、100人が死亡し、40万人が、この寄生虫に特徴的な胃けいれん、下痢、発熱に苦しんだ。近年では、カリフォルニア州、コロラド州、モンタナ州、ニューヨーク州、ペンシルバニア州、マサチューセッツ州その他多くの州の都市でアウトブレイクが起きている。

ランブル鞭毛虫は、水路、池、水溜まり、水道水、プールなど、多種多様な水源にすむことができる。汚染された水を飲まなくても、感染したものと接触するだけで感染する。性的交渉をもったり、不潔にしていたり、手から口への接触や、食品を扱う人がきちんと手を洗わないなどが原因でうつるのだ。汚染された水、動物、人、排泄物（たとえば猫のトイレや赤ん坊のおむつなど）に手が触れただけで感染する場合もある。動物の糞《ふん》を踏んだ靴がそれを家の中に持ち込むかもしれない。獣医学の研究では、13パーセントの犬が感染していた。どんなペットも感染源になり得るのだ――ペット自身には感染による症状が見られないとしても。

感染は思いもよらないところからやって来る。ある家族の集まりで起こったことがその証拠だ。その集まりの数日後、出席者のうち25人が胃腸の不調を訴えたのだ。全員がランブル鞭毛虫に感染していた。調査の結果、疑わしきはサラダだということになった。そして、サラダを作った業者が手をしっかり洗わなかったためにサラダが汚染されたということがわかった。彼女の家には、おむつをした赤ん坊とペットのウサギがいて、ランブル鞭毛虫検査の結果、そのどちらもが陽性だったのである。

ジョンズ・ホプキンス大学医学部で数年前に行われた研究では、ジョンズ・ホプキンス病院の入院患者から無作為に採取された血液サンプルの20パーセントにランブル鞭毛虫の抗体が見つかった。つまり、採血した人のうち少なくとも20パーセントは、ある時点でランブル鞭毛虫に感染したことがあり、この寄生虫に対する免疫反応が備わっていたのだ。ランブル鞭毛虫は託児所にも蔓延している。1983年に行われたある調査では、感染患者のうち46パーセントが、託児所と関係があるか、おむつをする年齢の子どもと接触があった。託児所の職員の20〜30パーセントはランブル鞭毛虫がいると推測される。コロラド州デンバーで行われた調査では、託児所に預けられた236人の子どものうち、38人(16パーセント)が感染していた。

ランブル鞭毛虫症の症状はさまざまだ。インフルエンザ、過敏性腸症候群、アレルギー、慢性疲労症候群などを含むさまざまな病気の症状に似た症状を示すので、誤診して誤った治療が施されることが多い。急性の場合、症状は通常、非常に深刻で、151ページの図ようなものが含まれる。治療しなければ、感染は何週間も、何カ月も続くことがある。長期にわたって慢性期が続く人もいる。慢性の感染の特徴は、大便がゆるかったり、腹にガスが溜まると同時にけいれんがあったり、鬱、疲労感、体重減少などが見られることだ。一部の症状しか現れない人もいるし、中には症状がまったくない人もいる。

ランブル鞭毛虫症は、診断され、治療を施しても、腸の内層を傷つけ、ランブル鞭毛虫が駆除されたあとも何年も続く慢性的な健康問題の原因となることがある。たとえば、ラクトース(牛乳)過敏症などの食べ物アレルギーになることもある。傷ついた腸の細胞は漏れやすくなる。これは腸管壁浸漏症候群と呼ばれ、毒素、細菌、消化が不完全な食べ物などが腸壁を通過して血中に入り、免疫反応を引き起こす。その結果、副鼻腔鬱血、体の痛み、頭痛、腫れ、炎症などが起きる——どれも典型的なアレルギーの症状だ。

腸の健全性が損なわれると、過敏性腸症候群と呼ばれる胃腸障害になる場合がある。腸疾患の専門家であるレオ・ギャランド博士は、慢性的な下痢、便秘、腹痛、腹部膨満がある患者200人のうち、半数がランブル鞭毛虫に感染していたことを明らかにした。そのほとんどが、過敏性腸症候群と診断されていた。博士によれば、慢性的に胃腸に問題がある患者においては、寄生虫による感染は珍しくなく、徹底的な検査をせずに過敏性腸症候群と誤診される人が多いという。

さらに、腸が不健全であると重要な栄養素が吸収されず、その結果疲労する。その状態が続けば慢性疲労症候群につながることもある。ランブル鞭毛虫に感染すると免疫系が非常に弱るので、疲労の原因になる。だがその原因はやはりしばしば誤診される。たとえば、カリフォルニア州のプラサービル市で起きたランブル鞭毛虫症の流行のあとには、不思議なことに慢性疲労症候群の流行があった。1991年、ギャランド博士のチームが発表した研究は、慢性疲労症候群の患者96人のうち、46パーセントに活発なランブル鞭毛虫感染があったことを示した。

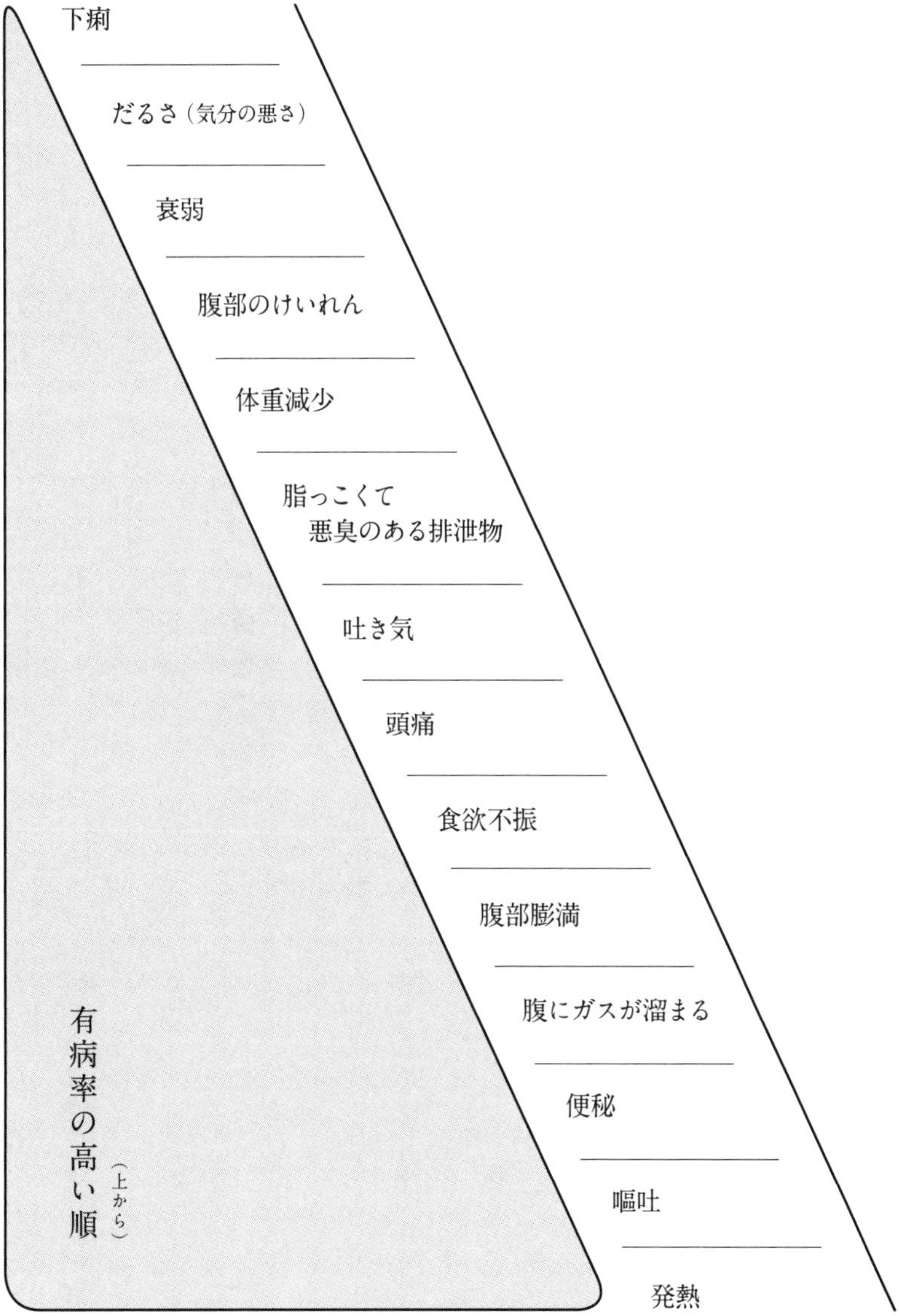
下痢
だるさ（気分の悪さ）
衰弱
腹部のけいれん
体重減少
脂っこくて
悪臭のある排泄物
吐き気
頭痛
食欲不振
腹部膨満
腹にガスが溜まる
便秘
嘔吐
発熱
有病率の高い順（上から）

また、博士が行った別の研究では、主に慢性疲労に悩む218人の患者のうち、61パーセントがランブル鞭毛虫に感染していたことがわかった。博士は、ランブル鞭毛虫は慢性疲労症候群の原因として重要であると結論している。

ココナッツオイルで寄生虫から身をまもる

ココナッツオイルは、ランブル鞭毛虫を含む有害な寄生虫の数々から効果的に身をまもってくれるかもしれない。細菌や真菌類と同様に、ランブル鞭毛虫やその他の原虫もまた、中鎖脂肪酸には抵抗できないということを示す研究結果があるのだ。ココナッツオイルやその他のココナッツ製品を毎日とることで、体内にすみつく前にランブル鞭毛虫を殺すことができるかもしれない。そうすることで同時に、食べ物アレルギー、慢性疲労、その他、関連する症状の発生を防ぐこともできる。もしも現在あなたがこうした症状に悩んでいるとしたら、ココナッツオイルを食事と一緒にたっぷりとれば楽になるかもしれない。中鎖脂肪酸は組織にすばやく吸収されてエネルギーに変換されるので、慢性疲労に苦しむ人が大いに恩恵を受けるというのは納得できる。ココナッツオイルで調理したもの、あるいは生のココナッツは、血糖値には悪影響を及ぼすことなく体の活力を大いに高めるのだ。

ココナッツはまた、腸内の寄生虫の駆除にも使うことができる。実際にインドでは、条虫の駆除に使われてきたし、アタマジラミを取り除くために頭皮に塗ったりもする。ある研究では、乾燥させたココナッツを食べたあとに硫酸マグネシウム（下剤）をのむと、12時間後に90パーセントの寄生虫が駆除されていた。ペット関連の本の著者の中には、ココナッツでうまくいった経験があるらしく、腸内の寄生虫を駆除する方法として、粉にしたココナッツをペットに食べさせることを勧めている者もいる。**条虫、シラミ、ランブル鞭毛虫、カンジダ、細菌、ウイルス、そしてあらゆる種類の病原菌が、ココナッツオイルで駆除、あるいは少なくとも増加を抑制できるのだ。ココナッツオイルは最良の自然療法のひとつなのである。**

病気から身をまもる盾

マラリアや黄熱病などの熱帯病は、昔から人類を苦しめてきた。歴史を通して、気候の穏やかな土地から熱帯のジャングルに覆われた地域に移住したり旅行で訪れたりした人びとは必ず、そうした病気に悩まされた。今日でも、そういう地域を訪れる人は注意が必要だ。

興味深いのは、熱帯地方に元から住んでいる人びとはこうした病気にかからない、ということだ。その抵抗力を説明する遺伝的な理由は発見されていない。もともとの住民が熱帯地方を離れ、数年後に戻ってくると、外部から訪れる人と同じように熱帯病にかかりやすくなっていることが多い。

私は、こうした土地の人をまもっているのは彼らの食べ物、中でもココナッツだと考えている。ココナッツはこういう熱帯気候でふんだんに育ち、地元住民の貴重な食物源の役割を果たしている。まるで、食料源としてだけではなく、人びとを病気からまもることを目的として誰かがわざわざそこに置いたかのようだ。ウェストン・A・プライス博士は著書『食生活と身体の退化』（恒志会、2010年刊）の中で、彼の研究対象となったアフリカの先住民のうち、伝統的な地元の食べ物をとっている人は、マラリアなど昆虫媒介性の病気にかからないと言っている。熱帯気候は、疾患を引き起こすあらゆる種類の微生物の温床だが、土着民は何世代にもわたって、何の問題もなくその土地で暮らしてきたのである。苦労するのは、ほかの気候地帯からやって来た、ココナッツその他の熱帯植物をほとんど口にしない人びとだけなのだ。

植物学者は昔から、特定の病気が多い地方では、その病気に効く薬草が生えることに気がついていた。世界中のあらゆる文化に、その土地の薬草を使った伝統医学が存在するのはそれが理由である。ココナッツが生える熱帯地方に暮らす人びとは、マラリア、黄熱、その他の感染性微生物からある程度まもられている。**パナマに住む人びとは、健康を保つためにココナッツが重要であることに気づき、何か病気にかかったと感じたら、ココナッツを食べる量を——特にココナッツミルクとココナッツオイルを——増やす。同様に、アフリカの熱帯地方の人びとは、病気になるとパームカーネルオイルを飲む。**

第2次世界大戦の開戦前に、アメリカから建築業者たちがパナマ運河に赴き、飛行場、潜水艦基地、軍隊の兵舎などを建造した。都市部の住民のほかに、中央アメリカ及びカリブ海沿岸のジャングルに住む先住民たちが労働力を提供した。彼ら先住民にとっては、ココナッツが重要な食料源だった。

1940年の時点で、彼らの生活は他文化との交流が比較的少なく、彼らの多くはスペイン語も英語も話せなかった。働き手としては彼ら先住民が好まれた——なぜなら、時間が経つにつれて、先住民は病気にかかりにくく、仕事ぶりが熱心であることがわかったからだ。建築業者のひとり、ウィリアム・ボッカス・ジュニアはこう言っている――「先住民とそれ以外の労働者には、非常に大きな違いが2つあった。先住民は病気になることがなく、ほっそりとして元気がよかった。一日中休みなしに、沼地の泥と雨の中で文句を言わずに働いた。信じられないかもしれないが、現場監督が休憩しろと命じなければならなかった。そして彼らは一日たりとも仕事を休まなかった」。それよりほんの数十年前、パナマ運河を建造したフランス人とアメリカ人の労働者が、マラリアと黄熱でさんざんな目に遭ったのとは大違いである。

私に言わせれば、ココナッツは神が与えた最もすばらしい健康食品であり、日常の食事の一部として食べればさまざまな感染症からまもってくれる。ココナッツやココナッツオイルを食べることで、いろいろな病原菌をある程度は防護できるのだ。ココナッツオイルがあらゆる病気を治癒できるわけではないが、数々の病気の予防に役立つし、免疫系にかかる負荷を減らして、病気に対する体の抵抗力を高める。ココナッツオイルの健康効果を知りながらココナッツオイルを使わないのは、運転中シートベルトをしないのと同じようなものだ。あなたには、数々の嫌な病気からまもってくれるシートベルトがある。利用しないのは愚かなことだ。

05

THE COCONUT OIL
MIRACLE

脂肪を食べてやせる

Eat Fat,Lose Weight

世界の人口は成長を続けている――ウエストサイズが。今日ほど太りすぎの人が多かったことはかつてない。ここ数十年で肥満人口は大幅に増え、特にこの10年はその傾向が強い。アメリカ疾病予防管理センターによれば、アメリカの肥満人口は過去10年間で総人口の12パーセントから17・9パーセントに激増している。アメリカでは全体の55パーセントの人が太りすぎで、成人の4人に1人は肥満とされる。10代の若者の25パーセントが太りすぎだし、子どもたちも以前より太っている。太りすぎの子どもの数はここ30年で2倍以上になっているのだ。こうした数字は（そしてウエストサイズは）、イギリス、オーストラリア、その他、富裕国の多くで増加傾向にある。適正体重の最大値を20パーセント以上超過すると、その人は肥満とみなされる。アメリカでは過去10年間で、18歳から29歳の人びとの肥満は70パーセント、30歳から39歳では50パーセント増加している。その他の年齢層でも同様の劇的な体重増加が見られる。

医学的な問題があると、肥満との戦いはまさに全面戦争にエスカレートする。太りすぎは、胆嚢の病気、変形性関節炎、糖尿病、心臓病、そして早死にの危険を増加させる（左表）。もしもあなたが太りすぎならば、あなた自身の健康のために一番良いのは何キロか体重を落とすことだ。

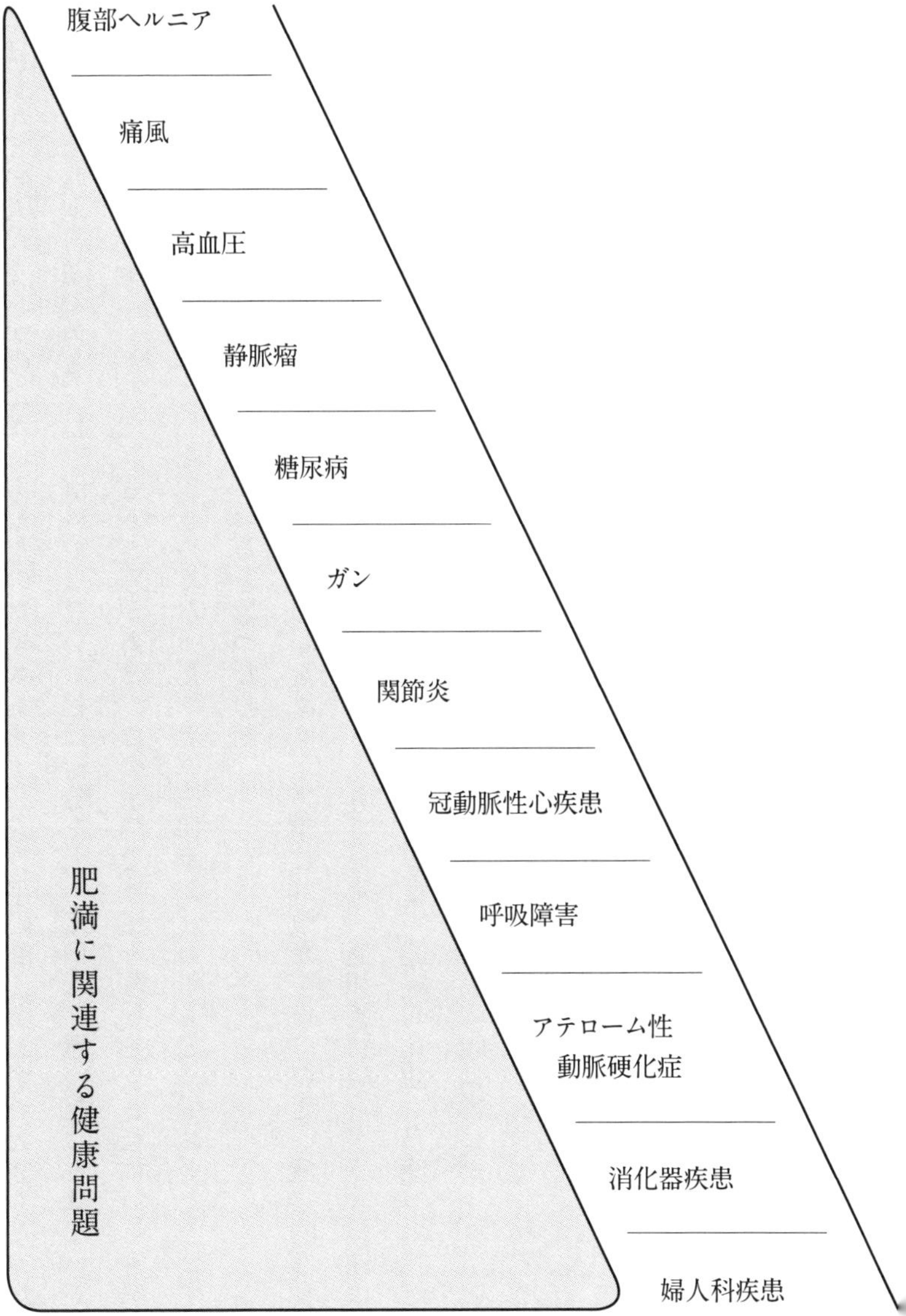
肥満に関連する健康問題
腹部ヘルニア
痛風
高血圧
静脈瘤
糖尿病
ガン
関節炎
冠動脈性心疾患
呼吸障害
アテローム性
動脈硬化症
消化器疾患
婦人科疾患

ほとんどの人がそうなのだが、あなたのウエストサイズも長年の間に少しずつ大きくなったはずだ。それが普通である。私も例外ではない。私は自分を太っていると思ったことはないが、あちらこちら、若干ふくよかすぎるところがある。この余分な体重を落とそうと私は何年も努力したし、落とせると思っていた。きつくなったズボンを何本か、何年もとっておいた。いずれ体重を落としてまたはけるようになると思ったのだ。

努力はした。脂肪摂取量を減らし、食事の量を減らし、常にお腹が空いていた。健康的な食事をとっているつもりだった。各食品群のバランスもとれていた。飽和脂肪酸を多く含む油は避け、料理にはすべて、マーガリンや液状食用油など、いわゆる「健康的な油」を使った。だがそうやってダイエットしても、私は惨めな気分になるだけだった。私の腹は常にグーグー鳴り、苦情を言った。満ち足りず、憂鬱な気分だった。とうとう私は食事で体重を減らすのを諦めた――苦労する価値がなかったのだ。私は、恒久的に体重を減らすことはもはやできない、という結論に達した。着られなくなった服は全部まとめて処分した。

だが、食事と健康について、そしてココナッツオイルについて学ぶうちに、私は自分が間違った油を食べていたということに気づいたのだ。**別のダイエットを始める代わりに、私はそれ**

まで食べていた精製食用油をココナッツオイルに替え、マーガリンの代わりにバターを使い、甘いものを減らして繊維質をより多くとるようにした。食べる量は減らさなかったし、ココナッツオイルという形で脂質を以前より多くとるようになったので、カロリー数は増えたと思う。

奇妙なことが起きた。そんなことが起きることは期待していなかったし、何カ月も経つまで気がつきもしなかったが、ズボンがゆるくなったのである。ベルトを以前よりきつく締められるようになった。しばらく体重を測っていなかったのだが、体重計に乗ると、約10キロ減っていた。ダイエットしていたわけではないので私は驚いた。別に体重を減らそうとしていたわけではなく、健康的な食事をしようと努めていただけなのだ。体重は自然に減ったのである。私はお気に入りのズボンを捨ててしまったことを悔やんだ。

私が食習慣をそういうふうに変えてから数年経つ。不足感を感じることはない。油で調理したものも食べるし、脂肪を含むデザートも食べる。**だが私が食べる脂肪は、ほぼ完全にココナッツオイルのみである。**10キロ減った体重はそのままで、私の身長と骨格に対する理想体重を保っている。私は、努力しなければ効果がないダイエットではなく、努力せずに食べてやせる方法を見つけたのだ。最高だった。見た目も気分も良くなった。

この章は、やせるためのダイエットで苦労することなく余分な体重を恒久的に落としたい人たちの役に立つだろう。体重を減らすのにダイエットは必要ない――その代わり、食べるものを賢く選べばよいのである。これまでどおりにおいしくて満足でき、かつ健康的で体重を減少させる食事は可能なのだ。

なぜカロリー数を気にするのか

人はどうして太るのだろう？　基本的には、体が必要とする以上の食べ物を食べるからだ。私たちが食べたものは、エネルギー――カロリー数で表す――に変換され、代謝機能や身体活動の燃料となる。余分なカロリーはすべて脂肪に変換され、脂肪細胞に蓄えられて、脚のセルライトや三段腹、お尻のぜい肉となる。つまり食べれば食べるほど私たちは太るのだ。

この、生命維持活動のために体が必要とする一定時間あたりのカロリー量を基礎代謝率という。目が覚めた状態で、何の活動もせずに横たわっているときに人が消費するカロリー数に相当する。運動すれば、どんなに単純なことでも、それに加えてカロリーを消費する。私たちが毎日消費するカロリーのうち、少なくとも3分の2が、基礎代謝機能の燃料として使われる。

基礎代謝率は人それぞれだ。ある人の体の基礎代謝率がどれくらいで、どれくらいのカロリーを必要とし、消費するかは、さまざまな要因によって決まる。若い人の方が老人よりも多くのカロリーを必要とするし、身体活動が活発な人のほうが、活発でない人よりカロリーを消費する。断食中の人、飢えている人、あるいはダイエット中の人は消費するカロリーが少ないし、太りすぎの人は、やせた、あるいは筋肉質の人よりもカロリー消費が少ない。これは、太りすぎでダイエット中の人にとっては嬉しくない情報だ。つまりそういう人がやせるには、食べる量をさらに減らさなければならないのである。

体重を決定する要因のうち、私たちにコントロールが可能な最大の影響因子は、カロリー摂取量と運動量だ。食べ物の摂取と運動が体重をどのように変化させるか、ひとつの例を見てみよう。体重68キロの男性が、コンピュータプログラマーなど、座ったままの仕事をしている場合、基礎代謝機能の維持に1600キロカロリー、日常的な身体活動に800キロカロリーを必要とする。この男性が体重を維持するのに必要な摂取カロリーは、一日2400キロカロリー（1600と800の合計）となる。この男性の体重が増加する要因は2つある。（1）24

00キロカロリー以上のカロリーを摂取し、余剰分がすべて脂肪に変換されて体重が増える場合と、(2)現在よりも身体活動が減り、彼の体が消費するカロリーが減って、余剰分が脂肪になる場合。

逆にこの男性の体重が減ることもあり得る。(1)食事からとるカロリーが2400キロカロリー以下で、彼の体が脂肪細胞を分解して不足分のカロリーにする場合と、(2)彼が運動し、増加した運動量にエネルギーを提供するために体が蓄えられた脂肪を使う場合だ。

健康的なカロリー摂取量は人それぞれで、身体活動のレベルによるし、男性と女性でも違う。男性で、たとえばビルの管理など、中程度の運動量を必要とする仕事をしている場合、体重維持に必要なカロリーは一日2600~2800キロカロリーだ。レンガを積むといった活動量の多い仕事なら、一日2800~3200キロカロリーを必要とする。標準的な体格の男性の場合、身体活動の程度によって、必要なカロリーは2200から3200キロカロリーのどこかということになる。女性は概して男性より体が小さく筋肉が少ないので、必要なカロリー量も少なく、2000から2800キロカロリーである。

すばやく体重を落とすには？

「4週間で25キロやせた！」「30日で服のサイズが13号から9号になった！」などと謳《うた》う広告を目にしたことがあるだろう。体重を「すばやく」落とせると主張するダイエットはいろいろある。本当に、そんなに早く体重を減らすことができるのだろうか？　いくつかの事実を見てみよう。

４５０グラムの体脂肪には、約３５００キロカロリーが蓄えられている。それをなくすためには、カロリー摂取を３５００キロカロリー分減らさなくてはならない。平均して一日５００キロカロリー（1週間で３５００キロカロリー）減らせば、週に４５０グラム体重が減る。一日１０００キロカロリー減らせば1週間で９００グラムだ。一日１０００キロカロリー減らすためには、標準体格の人の場合、食べる量を約半分に減らさなくてはならない。その差は大きい。これはつまり、本当に脂肪を減らすには時間がかかる、ということを意味している。4週間で25キロ分の脂肪をなくすなどというのは無理なのだ！　ものすごく肥満した人が、水しか飲まないというのでもない限り、そんなことは不可能である。4週間なら、3キロから6キロが現実的だ。

こう言うと異を唱え、自分は2週間かそこらの短期間で5キロやせた、と主張する人も多いだろう。だが体重が減ったというのは誤解にすぎないことがある。体重が500グラム減ったからといって、体脂肪が減ったとは限らない。体重の急激な変化は、体脂肪ではなく、主に水分が減ったことによるものだ。数字を見てみればいい。太りすぎでもやせすぎでも、私たちは体重維持のため、平均して一日に約2500キロカロリーを必要とする。今のままでいるために必要なカロリー数だ。そのうち、基本的な代謝過程だけで、3分の2、つまり1667キロカロリーが必要とされる。一日に摂取するカロリーを1000キロカロリー減らすというのは極端な話で、ほとんど飢餓状態に近い。日常の活動はおろか、基礎代謝に十分な燃料にすら不足なのだから。

これだけ大きく摂取カロリーを減らすには、一日に食べるものの量も大幅に減らさなくてはならない。低カロリーの食べ物を選んだとしてもだ。これほど過激なことをしても、体脂肪は週に1キロ弱しか減らない。しかも常にお腹が空き、エネルギーが不足して疲労する。ある特定のダイエット法で1週間に5キロやせたとか、4週間で20キロ減ったとか、広告が主張する驚くような数字は、本当かもしれないが、減ったのは脂肪ではなく筋肉と水分だ。体はやがて水分を取り戻して体重は増加する。水分が補充されないままならば、慢性的脱水症が深刻な健康問題につながる可能性がある。

脂肪と過剰体重を、恒久的かつ健康的に減らしたければ、ゆっくりやるしかない。体重を減らす最良の方法は、食べる物の種類を少しばかり調整し、運動量を増やし、カロリー計算に頭を悩ませたり自分を否定するのをやめることだ。体重は減らせる。そしてこのあと説明するとおり、ココナッツオイルを食事に加えると、体重は減らしやすくなる。

脂肪という大問題

カロリーの大小はあるが、どんな食べ物でも食べすぎればお腹まわりが太ることになる。エネルギー、つまりカロリーのもとになる栄養素は3つある——脂肪、タンパク質、そして炭水化物である。原料が肉だろうが小麦だろうが、私たちの体は1グラムのタンパク質から4キロカロリーを得る。野菜、果物、穀物に含まれる主なカロリー源である炭水化物も、1グラムごとに4キロカロリーになる。だが脂肪はその2倍以上で、1グラムあたり9キロカロリーだ。つまり、脂肪と同等のカロリー数を得るためには、タンパク質や炭水化物は2倍以上食べなければならないわけだ。

脂肪摂取量を減らす、というのは、総カロリー摂取量を減らし、余計な体重を落とすための理に適った方法だ。だが、低脂肪あるいは脂肪抜きの食事を長く続けられる人はほとんどいない。脂肪は食べ物をおいしくし、脂肪なしには作れない料理やパン、焼き菓子なども多い。統計を見ると、体重を減らすために低脂肪ダイエットを行う人のほとんどが、2年も経つと体重が元に戻り、以前より増加することも多い。食生活から脂肪を排除するには非常に強い自制心を必要とするし、本当にそれがうまくいくには一生それを続ける覚悟がなくてはならない。ほとんどの人は、この先死ぬまで脂肪を食事から排除しようという気はないのだ。

それに脂肪は実は重要な食物成分で、食べなければ私たちは栄養不足に陥る。私たちは、ビタミンA、D、E、それにベータカロテンといった脂溶性ビタミンを脂肪からとるのである。研究によれば、これらの栄養素が私たちを、ガンや心臓病を含む無数の病気からまもっている。

そしてこれらの栄養素を調達・吸収するためには、食べ物に脂肪が含まれていることが必要なのである。低脂肪ダイエットは、栄養不足につながり、さまざまな変性疾患発症のリスクを高める。

脂肪の中には、私たちの体がほかの栄養素から合成できないため、食べてとることが必須のものもある。アメリカ心臓協会、国立心肺血液研究所、その他の機関がこぞって、一日のカロリー摂取量の30パーセントを脂肪からとることを勧める理由である。一方これらの機関は、カロリー摂取量のうちタンパク質からとるべきはわずか12パーセントで、残りは炭水化物からとるべきとしている。

脂質も千差万別

脂質（油）をたくさん食べると太るのではないか？　脂質を食べれば食べるほどカロリーは増え、体重を落とすのが難しくなる。だが脂質は食生活において重要だ。食べる脂質を減らせば、必須脂肪酸と脂溶性ビタミンも排除することになる。

もしも、カロリーがほかの脂質より少なくて、逆に健康を促進するものがあったらどうだろう——あなたは興味を惹かれるだろうか？　夢物語だと思うだろうか？　いや、夢物語ではない。そういう脂質が実際にあるのだ。そしてそれはココナッツオイルに含まれている。

現在あなたが食べている油をココナッツオイルに替えるのは、余分な体重を落とすためにあなたにできる、最も賢い決断かもしれない。私たちは、油は食べる量が少なければ少ないほどいいと思いがちだが、実は必ずしも油の摂取量を減らす必要はない。ただ、体に良い油を選びさえすればよいのである——体重増加につながらないような油を。飽和脂肪酸を（ココナッツオイルという形で）より多くとり、多価不飽和脂肪酸（精製植物油）の摂取量を減らせば、余計な体脂肪は落とすことができる。

すべての脂質は、それが飽和脂肪酸だろうが不飽和脂肪酸だろうが、牛から採れたものだろうがとうもろこしから採れたものだろうが、同じカロリー数を含んでいる。ところが、ココナッツオイルに含まれる中鎖脂肪酸はそれが若干少ない。ココナッツオイルを構成する脂肪酸はサイズが小さいため、ほかの脂質よりカロリーが少ないのだ。たとえば、ココナッツオイルからできるＭＣＴオイルは、75パーセントがカプリル酸（C：8）で25パーセントがカプリン酸

（C：10）だが、有効エネルギー値は1グラムにつきわずか6・8キロカロリーである。これは、ほかの脂質に含まれる9キロカロリーよりずっと少ない。ココナッツオイルの場合は1グラムあたり8・6キロカロリーで、差は少ないが、あなたの食事に含まれる油をすべてココナッツオイルに替えれば総摂取カロリーは減る。これを長期間続ければ、カロリーの減少による差が出てくるはずだ。

カロリー数がわずかに減る、というだけではない。**ココナッツオイルはほかの脂質とは違う形で消化・吸収されるので、ココナッツオイルから得られるカロリーの種類は、実質的には炭水化物から得られるカロリーに近いのである。**

ココナッツオイルは脂肪ではなくエネルギーになる

体重を減らすためにダイエットを始めるとまず制限されるのが、脂肪分が一番多い食べ物だ。なぜ脂肪だけが槍玉に挙がるのだろう？　カロリーが高いことはわかっているが、ほかにも理由がある。脂肪は、消化されて体内で使われるその過程のせいで、最も体脂肪になりやすいのだ。文字どおり、食べる脂肪が体の脂肪になるのである。

脂肪は、食べるといったんバラバラの脂肪酸に分解され、それが再編成されて、脂肪とタンパク質を含む、リポタンパクと呼ばれる小さな塊になる。リポタンパクは血液中に送られ、脂肪酸はそこでまっすぐに脂肪細胞に沈着する。炭水化物やタンパク質など、ほかの栄養素は分解され、エネルギーとして、あるいは細胞組織の生成のために即座に使われる。ただし私たちが食べすぎると、余分な炭水化物やタンパク質も脂肪に変換される。必要なエネルギーをつくるのに十分な量を食べている限り、食べ物に含まれた脂肪は細胞内に脂肪として溜まる。食事と食事の間に、肉体の活動が予備のエネルギー量を超えた場合にだけ、貯蔵されていた脂肪が燃料として燃やされる。

ところが中鎖脂肪酸は、これとは違う方法で消化され、利用される。リポタンパクにはならず、ほかの脂肪のように血液中を循環することもなく、肝臓に直接送られて、そこで即座にエネルギーに変換されるのだ――炭水化物と同じように。**ただし炭水化物と違い、中鎖脂肪酸は血糖値を上げない。だからココナッツオイルは糖尿病患者にも安全なのである。**ココナッツオイルのおかげで甘いものを食べたいという渇望を抑えることができ、また低血糖症状になることが少なくなる、と多くの人が報告している。**つまりココナッツオイルをとると、体はそれを体脂肪として保存せず、即座にそれをエネルギーに変えるのだ。**だから、**体脂肪に変換されることなく食べられる量は、ココナッツオイルのほうがほかの油よりもずっと多い。摂取する長鎖脂肪酸を中鎖脂肪酸に替えると、体重増加が抑えられ、脂肪沈着が減少することは、動物や人間を対象とした数々の研究で実証されている。**

これらの研究は、主に長鎖脂肪酸からなる食物脂肪の供給源を中鎖脂肪酸に変更することによって、食事の実質カロリーが低くなることを科学的に検証した。つまり中鎖脂肪酸は、体重増加と脂肪沈着を抑制するための有効なツールとなり得るのだ。そして、長鎖脂肪酸を中鎖脂肪酸に置き換える一番簡単な方法は、調理にココナッツオイルを使うことなのである。

代謝はジェットコースター

マッチ棒みたいにやせているくせにものすごく大食いな人に、腹が立ったことはないだろうか？　元気そのものでバイタリティーがあって、太るもとになるものを片っ端からガツガツ食べるのに、体重は決して増えないのだ。一方のあなたは、セロリを食べてもたちまち2キロ増える。どうしてだろう？ **その答えは、代謝にある。**あなたの基礎代謝率の方が彼らの基礎代謝率より低いのだ。彼らは、あなたと同じ量の運動をしても、燃やすカロリーが多い。だからあなたよりたくさん食べても体重は軽いのである。あなたも代謝率を上げられたらステキではないか？

代謝率を上げる一番良い方法は、運動することだ。定期的に運動すれば代謝率は上がる。運動中は代謝作用が高まって、運動をやめても高いままとどまるのだ。引き締まった体はまた、そうでない体よりもカロリーを多く燃焼する。脂肪分が少ない体内組織のほうが、脂肪の多い組織よりもカロリー燃焼率が高いからだ。つまり引き締まった体の人のほうがカロリーをより多く消費するということだ。ゴリラ並みに食べても小鳥みたいにやせている人がいるかと思えば、小鳥並みの小食でも太る人がいるのは、こういうわけなのだ。

代謝率はまた、食べる量によっても左右される。たとえばダイエットを始めて急に食べる量が少なくなると、体には、手に入る食べ物が少なくなったに違いない、という信号が送られる。そこで自衛本能が働いて、エネルギーを節約するために基礎代謝率が下がる。代謝率が下がるというのは、体が生み出すエネルギーも少なくなるということなので、疲れやすくもなる。

ダイエットすると、入ってくるカロリー量が少なくなるのに合わせて基礎代謝率が落ち、私たちは常に空腹で疲れがちだ。体重を大幅に落とすためには、ほとんど飢餓状態まで食べる量を減らし、摂取カロリーを、体が日常活動に必要とするカロリー以下にしなければならない。あなたが太りすぎだとして、一日に使うカロリーと同じ量まで摂取カロリーを落としても、あなたの体重は減らない。今の体重をキープするだけだ。体重を減らしたければ、飢餓状態に近づくか、あるいは運動量を大幅に増やす必要がある。エクササイズが健康に良いのは、基礎代謝率を正常に保ち、または上昇させて、体が燃やすカロリー量を上げるからだ。ダイエットにエクササイズを組み合わせれば、カロリー摂取量が下がり、かつ一日に消費するカロリー量と基礎代謝率が両方とも上昇するので、体重を落とすには最も効果的である。

ダイエットは太る

「ここ何年かで、私、体重が100キロ減ったの。それが戻ってこなかったら、今の体重はマイナス10キロのはずだわ」とある人が言ったことがある。この言葉に共感する人は多いはずだ。ダイエットは役に立たなかったのだ。むしろダイエットすると太りかねないのである！　その理由はこうだ。体重を減らすためにある一定の期間食べるのを我慢していると、そのうちダイエットが手抜かりになる。ほとんどの人は、強烈な空腹感を味わい、ダイエットを始める前と同じか、下手をすればそれ以上に食べるようになってしまうのだ。ダイエットのおかげで最初の数週間に5キロ、10キロ体重が落ちても、そのほとんどは水分だった。ダイエットをやめると、あなたは食欲に押されて食べ、食べすぎてしまう。ところが今度食べたカロリーは、以前よりも体重を増やす。なぜならあなたの基礎代謝率が下がったからだ。今や800キロカロリーの食事が、1000キロカロリーの食事と同じような力を発揮する。その結果あなたは、減った体重を全部取り戻し、さらにお釣りが来てしまうのだ。基礎代謝率が元に戻る頃には、あなたはすでに太りすぎに戻っている。しかも今度の体重は過去最高だ。代謝率が低ければ低いほど燃焼するカロリーが少なくなり、体重を減らすのがどんどん難しくなる。ダイエットをやめて再び食べ始めると、脂肪は燃えるより蓄積される可能性が高くなる。代謝率が低いからだ。

過去最高体重のあなたは、勇気を奮い起こして再びダイエットに挑戦する。またしてもカロリー摂取量を制限し、最初のうちはうまくいく。だが代謝率が落ち始めると、ダイエットの効果は頭打ちになり、体重の落ち方が遅くなるか止まってしまう。あなたはやる気を失ってまた食べ始める。落とした体重以上に体重が増える。新しいダイエットを試すたびに、こうやってあなたの体重は増えていく。

体重をずっと増やさずにいられるのは、食べるものに気をつけ、それをずっと続け、定期的に運動する人だけだ。短期集中ダイエットしても効き目はない。効き目があるのは、ライフスタイルを変化させることである。

代謝の驚異

代謝率を上げてくれる薬があったらすばらしいとは思わないだろうか？ **ある意味では、毎回の食事がそうなのだ。食べ物は基礎代謝率に影響を与える。**私たちが食べ物を口にすると、体の細胞の多くが、消化と吸収を助けるために活発になる。細胞の活動がこのように刺激されることを食事誘導性熱産生といい、とり込まれた食物エネルギーの約10パーセントがこのために使われる。食事をすると――寒い日には特に――体が温かくなるのに気づいたことがないだろうか。それはあなたの体のエンジンの回転がそれまでより若干高くなり、より多くの熱をつくり出しているからなのだ。食べるものによって、熱発生作用も異なる。肉などの、タンパク質が多い食べ物は、熱発生を高め、体を刺激して活力を与える。ただしこれは食べすぎなければの話だ。食べすぎると、消化器系にものすごく負担がかかり、エネルギーが失われて疲労感を感じる。お腹いっぱい食べたあとで眠くなることが多いのはこのせいだ。

タンパク質は炭水化物よりもずっと熱発生作用が大きい。急に肉を食べる量を減らしたりベジタリアンになった人が、エネルギーが足りないとこぼすのはそのためだし、高タンパク質ダイエットが体重を落とすのに効果があるのもそれが理由のひとつだ。代謝作用が高まって、燃焼するカロリー量が増えるのである。

タンパク質よりもさらに代謝作用を上げる食べ物がココナッツオイルである。中鎖脂肪酸は体の代謝作用を加速させ、より多くのカロリーを燃焼させる。中鎖脂肪酸が代謝率を上げるココナッツオイルは、なんと、体重減少を促進させる食用油なのである！　体重を増やすのではなく減らす食用油、というのは実に不思議な概念だが、体が必要とする以上のカロリーをとりさえしなければ、実際そのとおりのことが起きるのである。中鎖脂肪酸は吸収されやすく、急速に燃やされて代謝のためのエネルギーとして使われるので、代謝活動を高め、長鎖脂肪酸を燃やしさえする。つまり中鎖脂肪酸は、エネルギーをつくるために燃やされるだけでなく、長鎖脂肪酸の燃焼を助けるのである。

栄養と健康についての権威として著名なジュリアン・ウィテカー博士は、長鎖脂肪酸トリグリセリドと中鎖脂肪酸トリグリセリドの違いを喩えてこう言っている――「長鎖脂肪酸トリグリセリドは、小さなキャンプファイアに大きくて濡れた丸太をくべるようなものだ。丸太をくべ続けると、間もなく火よりも丸太のほうが多くなってしまう。一方、中鎖脂肪酸トリグリセリドは、丸めた新聞紙をガソリンに浸したようなもので、明るく燃えるだけでなく、濡れた丸太も一緒に燃やしてくれる」(Murray, 1996)。

研究の結果はウィテカー博士の説を裏づけている。ある調査では、40パーセントの脂肪を含む高カロリーの食事で、その脂肪が中鎖脂肪酸である場合と長鎖脂肪酸である場合の熱発生(脂肪燃焼)作用が比較された。その結果、中鎖脂肪酸の熱発生作用は120キロカロリーで、長鎖脂肪酸の66キロカロリーの2倍近かった。研究者たちは、中鎖脂肪酸という形の脂質から発生する余剰エネルギーは体脂肪として蓄積されず、燃焼される、という結論に達した。追跡調査によれば、中鎖脂肪酸を6日間にわたって摂取すると、熱発生作用が50パーセント増加した。

また別の調査では、中鎖脂肪酸または長鎖脂肪酸を含む400キロカロリーの食事1回分が比較された。食後6時間の熱発生作用は、中鎖脂肪酸が長鎖脂肪酸の3倍だった。このことから研究者たちは、摂取するカロリー数が同じである限り、長鎖脂肪酸を中鎖脂肪酸に置き換えれば体重が減少する、と結論した。

代謝作用の変化は、エネルギー消費量（体が消費するカロリー数）を測ればわかる。代謝が上がると、燃焼されるエネルギー量（カロリー数）が増える。ある調査では、ボランティアの参加者が、中鎖脂肪酸トリグリセリドを含む食事の前とあとにエネルギー消費量を測定した。その結果、普通体重の人の場合、エネルギー消費量は食事後に48パーセント上昇した。つまり、その人の代謝が上がって、通常より48パーセント多くカロリーを燃焼していたということだ。肥満している人の場合はなんと、エネルギー消費量は65パーセントも上昇した。体脂肪が多ければ多いほど、油が代謝に与える影響は大きいのである。

この熱発生作用（カロリー燃焼作用）は、食後1〜2時間で終わるわけではない。**研究によれば、中鎖脂肪酸トリグリセリドを含む食事をとったあと、代謝は少なくとも24時間は高いままなのだ。**つまりあなたがココナッツオイルを含む食事をとれば、あなたの代謝は上がり、少なくとも24時間はそのままの状態を保つのである。その間ずっと、あなたのエネルギーは高いレベルにあり、そしてカロリーを燃焼する速度も速くなっている。

カナダのマギル大学で行われた研究では、太りすぎの人が、食事に含まれる油のうち、大豆油、キャノーラ油、サフラワー油そのほか長鎖脂肪酸トリグリセリドで構成される油を、ココナッツオイルなど中鎖脂肪酸トリグリセリドを含む油に替えた場合、1年で16キロもの余剰体脂肪を落とせる可能性があることがわかった。これは、食べるものを変えず、摂取カロリー数を減らさない場合の結果だ。ただ油を替えるだけでよいのである。

食事にココナッツオイルを加えるのは、余分な体脂肪を減らす非常に良い方法だ。ただし忘れてはならないのは、ココナッツオイルが代謝を加速させるとしても、食べすぎればやはり体重は増えるということだ。体重を減らすためには、ココナッツオイルと健康的な食事を組み合わせるのがベストなのだ。

「1年前にココナッツオイルを使い始めたとき、大した期待はしていませんでした。私は太りすぎでしたが、もう諦めていたんです。ダイエットは私には効果がありませんでした。基本的には健康的な食事をしていたのに、体重は何十年もの間増えるばかりでした。それに、健康に良い油を使っていると思っていたんです――多価不飽和脂肪酸を多く含む油です。

ファイフ博士のココナッツオイルに関する本を読んだあと、私は油を完全に替えました。しっかりラベルを読んで、水素添加された植物油を避けたんです。そこらじゅうにあるのでびっくりしましたよ。私は調理油を全部ココナッツオイルにして、お茶にもココナッツオイルを入れました。

ほんの数週間で10キロもやせました。もっと重要なのは、その後1年ずっと体重は減ったままだったんです。休暇中やクリスマスのように食べすぎになりがちな時期にも、体重は増えませんでした。どこに行くときもココナッツオイルは持っていくし、必ず毎日、その日の分をとります。絶対に、私の体重が増えたのは多価不飽和脂肪酸が多い油のせいで、体重が減ったのはココナッツオイルのおかげだと思っています。
それにエネルギーも増えました。以前は運動不足になりやすかったんですが、今は一日中動いていても平気です。それと、**もうひとつの副作用は、フケが完全に消えたことです**」

シャロン・マース

エネルギーと代謝

中鎖脂肪酸を含むものを食べるのは、車にハイオクガソリンを入れるようなものだ。車はよりスムーズに走るし、走行可能距離も伸びる。それと同じように、中鎖脂肪酸をとるとあなたの体はエネルギーが増して持久力も上がり、よりよく機能するようになる。中鎖脂肪酸は、直接肝臓に送られてエネルギーに変換され、体にエネルギーを送り出す。また中鎖脂肪酸は、エネルギーを生産する細胞小器官が簡単に吸収できるので、代謝が上昇する。このエネルギーの急増が、体全体の働きを促進する。

ただちに消化されてエネルギーになり、代謝を上げる、という特徴のために、運動選手たちは、運動パフォーマンスを高める手段として中鎖脂肪酸を利用してきた。研究の結果はそのとおりのことを示唆している。たとえばある調査では、中鎖脂肪酸を餌に混ぜて与えられたマウスの身体持久力を、そうでないマウスと比較した。調査は6週間にわたって行われ、一日おきに水泳持久力テストが行われた。一定の速さで水が流れている水槽にマウスを入れ、体力を使い果たすまでの水泳時間を測ったのである。調査の初日は、2つのグループの間に差はほとんどなかった。だが調査が進むにつれ、中鎖脂肪酸を与えられたマウスはそうでないマウスよりも水泳時間が長くなり、その差は調査期間中ずっと開き続けた。こうしたテストは、少なくともマウスにおいては、中鎖脂肪酸が持久力と運動パフォーマンスを高めるということを示している。

人間を対象とした別の研究も動物実験の結果を裏づけている。この研究には、ある条件づけをされたサイクリストが参加した。サイクリストは、70パーセントの力で2時間ペダルを漕いだあと、3種類の飲み物のうちどれかひとつを飲みながら40キロのタイムトライアルを行った

(所用時間は約1時間)。3種類の飲み物とは、中鎖脂肪酸を水で溶いたもの、スポーツドリンク、またはスポーツドリンクと中鎖脂肪酸を混ぜたものだ。結果は、スポーツドリンクと中鎖脂肪酸を混ぜたものを飲んだ被験者が、タイムトライアルで最短時間を記録した。

テストを行った研究者はこの結果を、中鎖脂肪酸がサイクリストのエネルギー源として追加されたことで、蓄えられたグリコーゲンが温存されたため、と理由づけた。グリコーゲンというのは筋肉組織に蓄えられるエネルギーで、3時間自転車を漕いでいるうちに使い果たされるはずのものだ。筋肉にグリコーゲンが多ければ多いほど、運動選手の持久力は高まる。だから、エネルギーを供給しつつグリコーゲンを温存できる物質があれば、持久力を必要とする運動選手の役に立つのだ。この、グリコーゲン温存理論を検証するために行われた追調査では、被験者は最初の実験のときと同じ3種類の飲み物のうちのひとつを飲みながら、全力の60パーセントの力で3時間ペダルを漕いだ。その後、筋肉中のグリコーゲンのレベルを計測したところ、3つのグループの数値に差はなかった。結論としては、中鎖脂肪酸はグリコーゲンを温存したわけではなかったが、運動パフォーマンスを向上させたことは事実である。運動パフォーマンスの向上は、グリコーゲンが温存されたことによるのではなく、何かほかの仕組みによるものに違いない。

こうした研究の結果に基づいて、健康食品店で売っている粉末スポーツドリンクやエネルギーバーの多くは、すばやくエネルギーに変換される中鎖脂肪酸トリグリセリドを含んでいる。スポーツドリンクやエネルギーバーに含まれることが最も多い中鎖脂肪酸はMCTオイルだ。食品、サプリメント、粉ミルクなどのラベルには通常、「MCT」と表示されている。運動選手や活動量の多い人びとは、栄養があって薬ではない方法で運動パフォーマンスを向上させるためにこうした製品を使い始めている。

中鎖脂肪酸がエネルギーと持久力を高める、ということを示す研究は数多いが、中鎖脂肪酸を含んだものを1回食べたり飲んだりしただけではその効果がほとんど、あるいはまったく見られなかったという研究結果もある。概して実験の結果は、1度口からとっただけでは測定可能なほどの効果は表れない。だが、動物の日常の餌に中鎖脂肪酸を混ぜて与えた実験では、効果はより大きかった。このことから、**エネルギーと持久力を高めるには、競技の直前や競技中に一度に中鎖脂肪酸をとるのではなく、常日頃から中鎖脂肪酸をとるのがベストな方法であるように思われる。**

運動選手が持久力やエネルギーを高めたいと思う理由はわかりやすいが、では運動選手でない人の場合はどうだろう？　ダイエット中で、食べるものが制限されるために息切れしていると感じている人の場合は？　中鎖脂肪酸は、そういう人にとっても同様の効果がある。日常的に食べていれば、中鎖脂肪酸はエネルギーや日常の活動パフォーマンスを高めてくれるのだ。一日中、エネルギーを高いままにしておけるとしたらどうだろう？　一日の途中で疲れてしまったり、エネルギー不足を感じる人は、日常の食事にココナッツオイルを加えれば、一日を持ちこたえるのに必要なエネルギーの後押しを得ることができるのだ。

ココナッツオイルから得られるエネルギーの高まりは、カフェインをとったときの興奮とは違って、もっと穏やかな、継続する効果だ。前述したように、高まった代謝は少なくとも24時間は高いままなのだ。だからその間は、エネルギーと活力はわずかに高い状態にある。

代謝率が上がると、エネルギーが高まるということのほかにも、とても大切な恩恵がある。病気から身をまもり、回復を早めてくれるのだ。代謝が上昇すると、細胞がより効率的に機能するようになる。傷が治るのが早まり、古くて健全でない細胞が新しい細胞に置き換えられるのも早くなる。くたびれた細胞を置き換えるために、若い、新しい細胞ができるスピードが上

がるのだ。免疫系の機能も向上する。

肥満、心臓病、骨粗しょう症など、いくつかの病気は代謝が遅い人に多く見られる。また、どんな病気でも、代謝率が標準より低ければ、細胞が癒えて修復されるのに時間がかかるので症状が悪化する。したがって、逆に代謝率が高まれば、変性疾患からも感染症からもよりよくまもられるのである。

ココナッツオイルでやせる

ココナッツオイルには、最も高濃度の天然中鎖脂肪酸が含まれている。食事に使う植物油をココナッツオイルに替えるだけで、体重の減少を促進することができる。精製植物油が体重を増加させるのは、実はカロリーの高さのせいだけではなく、代謝をコントロールする甲状腺に悪い影響を与えるからだ。多価不飽和脂肪酸を多く含む植物油は、甲状腺の働きを低下させるので、代謝率が下がる。ココナッツオイルとは正反対なのである。大豆油のような、多価不飽和脂肪酸を多く含む油を食べると、ほかの油に比べて体重が増えやすい。牛脂やラードと比べてさえそうなのだ。ホルモンの研究が専門の内分泌学者、レイ・ピート博士によれば、不飽和脂肪酸が多い油は、甲状腺ホルモンの分泌、循環、そしてホルモンに対する組織の反応を阻害する。甲状腺ホルモンの機能が不十分だと代謝も低下する。要するに、多価不飽和脂肪酸を多く含む油は、カロリーが高く、ほかのどんな脂肪よりも体重増加を促すのだ。体重を減らしたいのなら、ラードを使った方がまだましだ――ラードは甲状腺の機能を邪魔しないのだから。

畜産農家は家畜を太らせる方法を常に模索している。家畜が大きければそれだけ利益が大きいからだ。市場に備え、手早く体重を増やすため、餌には脂肪や油が添加剤として加えられる。家畜を太らせるには飽和脂肪酸を多く含む油を与えるとよいのではと考えた養豚農家が、ココナッツ製品を豚に食べさせようと思い立った。ところが餌に混ぜたところ、豚の体重は減ってしまったのである。一方、トウモロコシや大豆に含まれる、多価不飽和脂肪酸が豊富な油には、ココナッツオイルにはない効果があることがわかった。トウモロコシや大豆を餌に与えられた豚は、あっという間に、苦もなく体重が増えたのである。これらの油がこれほど体重増加に効果的なのは、甲状腺の機能を低下させて豚の代謝率が下がったからだ（中でも大豆油は、甲状腺腫誘発物質であるゴイトロゲンを含むので特に有害である）。豚は食べる量が減っても体重が増えるのである。人間も、これと似たような状況の人が多い。私たちが多価不飽和脂肪酸を多く含む油を食べるたびに、甲状腺が攻撃されて、正常に機能できなくなっていく。その結果のひとつが体重の増加なのだ。

体重が標準的、あるいはやせすぎの人は、ココナッツオイルを食べ始めるとさらに体重が減ってしまうのではないかと心配する。もしもあなたがそういう人のひとりならば、安心してほしい。あなたがココナッツオイルを食べても体重は減らない。**ココナッツオイルには、体を双方向に整える効果があるのだ。ココナッツオイルは体をより健康にし、栄養の行き渡った状態になるのを助けるので、体は適正体重に近づいていく。たとえばあなたが太りすぎなら体重は減るし、やせすぎなら体重の増加を助けるのだ。**ココナッツオイルは、吸収不良や栄養失調の患者を治療するのに使われて効果を発揮し、栄養不良の子どもや大人が体重を増やすのを助けている。あなたがやせすぎだとしたら、あなたはおそらくある程度の栄養不良状態にあるだろう。ココナッツオイルは、あなたの消化器官が、あなたに必要な栄養素を食べ物から吸収するのを助け、あなたを全体としてより健康にしてくれる。その過程で体重も増えるだろう。

自分の体重のことを異常なまでに気にする人は多いし、体重が適正な人、あるいはやや低体重な人でさえ、もっと体重を減らそうとする。美しいとはやせていることだと思っているのだ。ココナッツオイルを食べてもあなたはガリガリにはならないかもしれない。けれどもココナッツオイルは、あなたが理想的な体重に近づき、より健康になるのを助けてくれる。

06

THE COCONUT OIL
MIRACLE

美しい肌と髪

Beautiful Skin and Hair

何千年もの昔から、ココナッツオイルは、肌をやわらかくなめらかにし、髪に美しい艶を与えるために使われてきた。ポリネシア諸島の女性たちは、灼熱《しゃくねつ》の太陽と潮風に日々さらされているにもかかわらず、その肌と髪の美しさで有名だ。スキンローションとして、またヘアコンディショナーとして、ココナッツオイルの右に出る油はない。

ココナッツオイルはもともと手触りがクリーミーで、植物由来であり、またほとんどの場合、殺虫剤その他の化学物質・汚染物質と無縁なので、昔から石けんやシャンプー、クリーム、その他のボディケア製品に使われてきた。分子構造が小さいので吸収されやすく、肌や髪をやわらかく、なめらかにする。乾燥して荒れた、シワのある肌を改善するクリームとしては理想的だ。自然で安全なので、リップクリームとして使う人も多い。ほとんどのボディケア製品と違うところは、強い化学薬品や添加剤を加えなくても、そのままの形で使えるところだ。昔からココナッツオイルがボディクリーム、ボディローションとして使われてきた理由である。

肌の弾性試験

あなたの肌年齢はどれくらいだろう？　歳をとるにつれて、私たちの肌は弾性を失い、ガサガサでシワが増える。これはフリーラジカルによる破壊活動の結果で、細胞が変性し、機能を失ったしるしだ。肌の衰えが目立ち始めるのは45歳くらいのときだ。ここに紹介する肌のテストは、フリーラジカルによる劣化の結果、あなたの肌が機能的に何歳くらいであるかを測るものだ。このテストで、あなたの肌が実年齢グループの標準と比べてどんな状態か見てみよう。あなたの肌機能は、あなたの実年齢より若いだろうか、それとも老けているだろうか？

手の甲の肌を親指と人差し指でつまんで持ち上げ、そのまま5秒待つ。指を離して、肌が完全に元どおり平らになるのに何秒かかるかを測る。かかる時間が短いほど、あなたの肌年齢は若い（196ページ表を参照）。

あなたの結果はどうだっただろうか？　あなたの肌年齢は、実年齢よりも上だった、あるいは実年齢と同じだっただろうか？　今以上の肌の衰えを防ぎ、あわよくば肌の若々しさを取り戻したいと思ったら、今使っているスキンケアクリームの代わりにココナッツオイルを使うのが一番いい。私は今50代だが、このテストをすると、私の肌は1～2秒で元に戻る。20歳の肌と同じだ。

秒数	肌年齢（歳）
1～2秒	30歳以下
3～4秒	30～44歳
5～9秒	45～50歳
10～15秒	～60歳
35～55秒	～70歳
56秒以上	71歳以上

肌をいつまでも若く、なめらかに

私たちは、肌がやわらかく、若々しく見えるようにとハンドクリームやボディローションを使う。だが多くの製品は、実は肌を乾燥させるのである。店で売っているクリームの主成分は水だ。その水分は、乾いてシワだらけの肌にすばやく浸透する。水分が肌に吸収されると、風船を水で満たしたように細胞が膨張して、シワが伸び、肌はなめらかになる。だがこれは一時的なことにすぎない。水分が蒸発したり血液に持ち去られてしまえば、肌はまた乾いてシワだらけの状態に戻る。普通のボディケア製品は、乾燥した肌を恒久的に治すことはできないのだ。ローション製品のほとんどに配合されている、高度に精製された植物油には、スキンケアに重要な、肌をまもる天然の抗酸化物質は含まれていない。

油は、体のすべての組織、中でも結合組織に大きな影響を与える。結合組織というのは、体の中で最も多く、かつ幅広く存在している組織である。肌にも、筋肉にも、骨にも、神経にも、そしてすべての内臓にもある。結合組織は、すべての体組織の基質（支持外郭構造）を形成する強靭な繊維組織でできている。言い換えれば、結合組織が体全体をひとつにまとめているのだ。結合組織がなければ、私たちは形をもたない組織の固まりになってしまう。肌に強さと柔軟性を与えるのがこの結合組織だ。若くて健康な人の肌はなめらかで、柔軟性があり、しなやかだ。歳をとるにつれて、結合組織がフリーラジカルの攻撃によって破壊され、肌はたるみ、シワができる。かつては若々しく、やわらかくてなめらかだった肌が、乾いてカサカサになってしまうのである。

フリーラジカル反応がいったん始まると、連鎖反応が始まって次々とフリーラジカルができ、最終的に何千という分子を傷つける。それに対して私たちの体が持つ唯一の武器は、抗酸化物質だ。フリーラジカルが抗酸化物質に出合うと連鎖反応が止まる。だから私たちの細胞や組織内にたくさんの抗酸化物質を持っていることが、体をまもるために重要なのだ。組織の中の抗酸化物質の数は主に、私たちが食べる物に含まれる栄養素によって決まる。

フリーラジカル反応は私たちの体内で常に起こっていて、生きて呼吸している限り避けることはできない。しかし、フリーラジカルによるダメージの大きさには人によって差がある。その理由は、フリーラジカル反応を増加させるさまざまな環境要因だ。たとえば、抗酸化作用のある栄養素（ビタミンA、C、Eなど）が少ない食事をしている人は、フリーラジカルからまもってくれる抗酸化物質が細胞内に少なくなる。タバコの煙や大気汚染はフリーラジカル生成につながりやすい。紫外線を含む放射線もフリーラジカルの生成を促す。殺虫剤や食品添加物などの化学物質もフリーラジカルの活動を活発にする。そして、食品やボディケア製品にごく一般的に使われていて、多量のフリーラジカルを発生させるものがある。酸化した植物油だ。

通常の方法で加工された、多価不飽和脂肪酸を多く含む油からは、フリーラジカルの生成を防ぐ天然の抗酸化物質が奪われている。抗酸化物質がないので、こうした油は体の外側でも内側でもフリーラジカルを非常に生成しやすい。精製油を食べると、私たちの体は油に含まれたフリーラジカルを撃退するために抗酸化物質を使わなければならず、結果として、ビタミンEその他の抗酸化物質が不足する。**またこうした油を肌につけると、同じようにフリーラジカルが生成され、結合組織を傷つける。**だから、**肌につける油には気をつけなくてはならないのだ。こういう油を含むローションやクリームを使っているとしたら、あなたは事実上、肌の老化を早めていることになる。ローションで一時的には肌の調子が良くなるかもしれないが、肌の老化は早まるし、皮膚ガンの発生を促すことさえある。**

老化の典型的な徴候のひとつは、肌に現れる茶色いシミだ。このシミはリポフスチンと呼ばれる。老人性色素斑とか肝斑《かんぱん》と呼ばれることもある。これは、フリーラジカルによって肌の脂質が劣化したことを示している。肝斑の主な原因は、皮膚の中でフリーラジカル反応が起こり、多価不飽和脂肪酸やタンパク質が酸化することであるとされている。肝斑は普通、痛くもないし、不快な症状もない。色がついていなければそこにあることさえ気づかないだろう。だが肝斑は、実は私たちの健康や見た目に影響を及ぼす。

肌の上にできる肝斑は目に見えるが、肝斑は、腸、肺、腎臓、脳など、体中のほかの組織にもできる。肝斑は、そこがフリーラジカルによって損傷を受けたというしるしだ。**肌に肝斑があればあるほど、体内の肝斑の数も多く、それだけあなたの体の組織は傷ついている、または「老化」している、ということになる。**あなたの体の中がどれだけフリーラジカルによって傷んでいるかは、肌にできた肝斑の数や大きさからある程度判断できる。多ければ多いほど、そして大きければ大きいほど、フリーラジカルによるダメージは大きい。フリーラジカルの作用が及んだ細胞は、多かれ少なかれ傷ついている。それが腸で起これば、腸の消化吸収機能に影響が出るかもしれない。脳で起これば知能に影響する。同様に、フリーラジカルは結合組織を破壊し、肌のたるみや機能低下の原因になる。そして同じことは内臓にも起きる――たるみや変形が起きるのだ。肌は、体の内部をのぞく窓の役割を果たす。体の外側の様子は、体の中で起きていることをかなりの程度まで映し出しているのである。

細胞はリポフスチン色素を排出することができないので、私たちが歳をとるにつれて、色素が沈着した細胞は増えていく。一度リポフスチン色素が沈着すると、一生消えないことが多い。だが、正しい油を食事や肌の手入れに使えば、それ以上の酸化を防ぎ、そしておそらくは、すでにできてしまったシミを減らすこともできる。

ココナッツオイルで肌を癒やす

理想的なローションは、肌をやわらかくするだけでなく、ダメージからまもり、損傷を癒やして、より若々しく健康にしてくれる。純粋なココナッツオイルは、自然が与えてくれた最高のスキンローションだ。フリーラジカルの生成と、それによる損傷を防いでくれるのである。

加齢や日光の浴びすぎが原因の、肝斑その他のシミを予防するのに役に立つし、また結合組織を強くしなやかな状態に保って、肌のたるみやシワを防ぐ。ときには、傷つき病変した肌を回復させてくれる。私は、毎日ココナッツオイルを使うことで、前ガン病変が完全に消えるのを見たことがある。

伝統的に服をほとんど身に着けないポリネシア諸島の人びとは、代々、灼熱の太陽に肌をさらしてきたが、その肌は美しく、健康で、シミもガンもない。その理由は、彼らがココナッツを食べ、ココナッツオイルをボディローションとして使ってきたからだ。ココナッツオイルは肌から吸収されて結合組織の細胞構造の中に入り、日光への過剰露出によるダメージを抑える。だから灼《や》けるような太陽に長時間さらされても、彼らの肌は傷つかないのだ。

ココナッツオイルとその他のクリームやローションとの違いは、クリームやローションの効果はすばやいが一時的なものだということだ。**一方ココナッツオイルは、すぐに効果が表れるだけでなく、肌の癒やしと回復を助ける。**ほとんどのローションには継続的な効果はなく、それどころか肌の老化を早めてしまうものも多い。ココナッツオイルを使って肌を若々しくすることが可能なのに、肌を一生傷めてしまうかもしれないリスクをとる理由があるだろうか？

ココナッツオイルは、古い角質を取り除く効果に優れ、肌を若々しくしてくれる。肌の表面には死んだ細胞の層があり、こうした死んだ細胞がはがれると新しい細胞がそれに取って代わる。歳をとるとこのプロセスが遅くなり、死んだ細胞が蓄積して、肌がざらざら、パサパサする。ココナッツオイルは、肌の表面の死んだ細胞を取り除くのを助けるので、肌はなめらかになり、光が均一に反射して、より健康で若々しく見えるようになるのだ。きめが揃った肌は光をよりよく反射するので、「輝いて」見えるのである。

余計な角質を取り除き、その下にある組織を強化する。この2つが、ココナッツオイルをスキンローションとして使う主要なメリットだ。ときには若い人でさえ、肌荒れや肌の乾燥に悩まされ、異常に厚くて不快な角質層ができることがある。ココナッツオイルはそれらにたちどころに効くだけでなく、永続的に肌のコンディションを改善してくれる。さまざまな皮膚のトラブルに悩む人びとが、ココナッツオイルを使って症状を劇的に改善させている。そして、一度ココナッツオイルを試した人の多くは、それ以外のものを使わなくなるのである。

ココナッツオイルをローションとして使うときは、少量を、必要に応じて何度も塗るのがいい。初めて塗ったときは、非常に油っぽいものを肌に塗り広げているように感じるかもしれないが、あっという間に吸収されるので、巷で売っているローションやスキンオイルのように、ベタベタした膜が肌に残ることもない。ただし一度にたくさん塗りすぎると、肌は飽和してそれ以上は吸収しなくなる。その場合は油の膜が残る。数分経っても肌がべたつくようなら、量が多すぎたのだ。多すぎた分は拭き取ればいい。

極度な乾燥肌の人は、ココナッツオイルを使い始めたばかりのときは何度も塗り直す必要がある。そういう人の中には、極端に乾燥して硬くなった肌をやわらかくするために、市販のローションの油っぽさを求める人がいる。ココナッツオイルは肌にすばやく吸収されてしまうので、初めのうちは効果が不十分に思われるのだ。肌が非常に乾燥している場合、ココナッツオイルは頻繁に塗る必要がある。**ココナッツオイルの本当の効果は、繰り返し使っているうちにわかってくる。ほかのローションは一時的に肌をやわらかくしても、肌そのものを癒やしはしないが、ココナッツオイルはゆっくりと肌をやわらかくし、古い角質を取り除いて、新しい、より健康な細胞の成長を促してくれるのだ。**

「私は何年もの間、ときどき手がものすごく乾燥してひび割れるのに悩んでいました。何の前触れもなく突然そんなふうになって、2カ月くらい続き、治るのに時間がかかるんです。何をやっても効きませんでした。前回は状態が一番ひどくて、あまりにも皮膚が乾燥しているのでひび割れして血が出ることさえありました。妻は私の手を握るのを避けました。紙やすりみたいだって言うんです。実際そのとおりでした。

いろいろなクリームやローションを試しましたが無駄でした。そういう状態が1年以上続きました。それまではそんなに長く続くことはなかったんです。そのとき、ココナッツオイルが肌に良いということを知り、ココナッツオイルを買って手に塗ってみました。すぐに違いに気づきました。ローションは、手に油っぽい、ベタベタした皮膜を残すので嫌いだったんですが、ココナッツオイルはすっと肌に浸透して、ベタベタ感がありませんでした。何よりも、2週間もしないうちに、荒れて乾燥していた肌が治ってしまったんです――金輪際ね。私の手は今ではとてもなめらかでやわらかいですよ。妻と外出すると喜んで手をつないでくれます、昔みたいにね。**ココナッツオイルは間違いなく、これまで私が使ったスキンケア製品の中で最高ですよ**」

トム・M

乾燥とあかぎれがひどい場合は、寝る前に、その部分にたっぷりとココナッツオイルを塗って、（オイルが垂れないように）上からラップを軽く巻いておくことをお勧めする。朝、ラップを外して余計なオイルを洗い流す。症状が改善するまでこれを毎晩繰り返すといい。3M《スリーエム》が製造しているテガダームという防水絆創膏を使うと非常にうまくいく。

皮膚の感染症を防ぐ

ココナッツオイルは、塗っても飲んでも、肌を若々しく健康に保ち、病気を防いでくれる。食事からココナッツオイルをとった場合、またある程度は直接患部に塗ることによって、殺菌作用のある脂肪酸が真菌や細菌による感染から肌をまもるのだ。ココナッツオイルを日常的に使うポリネシア諸島の人びとは、肌の感染症やニキビに悩まされることがめったにない。

私たちの肌は防護カバーのようなもので、柔軟性のある鎧《よろい》を着ているかのように、私たちを危険からまもっている。私たちが日々遭遇する、文字どおり何百万という病原菌と私たちを遮る保護壁になっているのだ。皮膚がなかったら私たちは生きられない――普通なら無害な微生物も命取りになってしまうだろう。

微生物が、鼻の穴や口といった開口部以外から体内に侵入するには、皮膚から浸透するしかない。皮膚による防護が崩れれば、感染症が起きる。ニキビ、白癬、ヘルペス、おでき、足白癬、イボなどは、肌や体に起きる感染症のほんの一部だ。

私たちの皮膚は、単なるカバーとも違う。もしそうだったら、私たちは、隙あらば体内に侵入しようと待ち構える病原菌に、文字どおり覆われてしまうだろう。ほんのわずかな切り傷やかすり傷からこれらの病原菌が侵入し、病気になったり、死ぬことさえあるかもしれない。幸いなことに、皮膚は物理的な障壁であるだけでなく、化学的にも病原菌を防いでいる。健康な皮膚の表面の化学環境では、有害な細菌のほとんどは生きられないのだ。その結果、皮膚の上にいる微生物のうち、病気の原因となるものは少ない。だから切り傷のほとんどは、感染することもない。ただし、傷をつけたのが、危険な微生物に覆われた汚い釘のようなものであったとすれば、微生物は皮膚の物理的・化学的防護壁を通り越して体内に侵入し、感染が起きることが多い。

感染を引き起こす微生物にとって最大の障壁は、皮膚を覆っている酸性の膜だ。健康な皮膚のpHはおよそ5に保たれていて、弱酸性である。汗（尿酸と乳酸を含む）と皮脂も、この酸性環境を助長する。その意味で、汗と皮脂は私たちの役に立っているのだ。酸性環境で生きられる害のない細菌は皮膚の上にすんでいるが、有害な細菌はそうした環境では生きられず、ほとんどいない。

皮脂は私たちの体がつくる脂のことで、皮脂腺から分泌される。皮脂腺はすべての体毛の根元とその他の場所にある。皮膚の健康にとって、皮脂はとても重要だ。皮膚や髪をやわらかく、なめらかにして、乾燥やひび割れを防ぐのだ。皮脂にはまた、中鎖脂肪酸トリグリセリドという形で中鎖脂肪酸が含まれていて、有害な細菌と戦うために使われる。

私たちの皮膚の上にはたくさんの微生物がすんでおり、そのほとんどは無害だ。中には私たちの役に立つものもいる。脂溶性の細菌は皮膚の健全な環境には欠かせない存在だ。前に述べたように、トリグリセリドは3個の脂肪酸がグリセロール分子1個に連結している。皮脂は、ココナッツオイル、コーン油、その他の油と同様に、トリグリセリドでできている。脂溶性の細菌はこの、トリグリセリドを結びつけるグリセロール分子を食べる。グリセロール分子がなくなると、脂肪酸はバラバラになって独立する。これを遊離脂肪酸という。

連結してトリグリセリドの状態の中鎖脂肪酸には抗微生物作用はないが、バラバラになった遊離脂肪酸は強力な抗微生物剤となり、病気を引き起こす細菌、ウイルス、真菌を殺す。つまり、皮膚が弱酸性であることと、皮脂に含まれる中鎖脂肪酸が組み合わさって、有害な微生物による感染を防ぐ化学的防護膜になるのである。

ほとんどの哺乳動物は、中鎖脂肪酸の抗微生物作用を利用して自らの身を感染からまもっている。人間と同じように、動物の皮膚が分泌する脂にも同様の脂肪酸が含まれているのだ。野性の動物は、傷を癒やすのに自然の作用と本能に頼るしかない。捕食動物に出くわしてかまれたり、引っかかれたりはしょっちゅうのことだ。運良く殺されずに逃げおおせた場合でも、そういう傷はしばしば感染症を起こす。怪我をした動物は本能的に傷をなめてきれいにし、傷ついた組織に皮脂を塗り広げる。皮脂は傷を消毒し、傷ついた動物を感染からまもる。私たちが指を切ったとき本能的に指を口に入れるのは、これと同じことだ。

唾液もまた、皮膚の上の中鎖脂肪酸を増やすのを助ける。唾液には舌リパーゼと呼ばれる酵素が含まれていて、これが、脂肪がバラバラの脂肪酸に分解されるプロセスを開始する。この酵素は、食用油や皮脂に含まれる中鎖脂肪酸トリグリセリドを遊離脂肪酸に分解する働きがある。一方、ほとんどの食用油がそうなのだが、長鎖脂肪酸でできている脂肪や油は、遊離脂肪酸に分解するためにはさらに、消化酵素や膵《すい》酵素が必要である。

動物はよく、自分の毛皮をなめて体をきれいにし、毛皮を唾液酵素で覆う。唾液酵素は皮脂を、防護作用のある遊離中鎖脂肪酸に変換する。傷をなめるときも、皮膚や体毛の上の脂と唾液が混ざって、感染症を食い止めるのに役立つ遊離中鎖脂肪酸ができる。一部の動物は、防護作用をもつ中鎖脂肪酸を、ほかの動物よりも多量につくり出すようだ。その一例がヤマアラシである。ヤマアラシの針毛は強力な武器になるが、困ったことに、誤って自分やほかのヤマアラシを刺してしまうこともある。ニューヨーク市立大学クイーンズ校で生物学を教えるウルディス・ローズ博士は、ヤマアラシは、防護作用のある中鎖脂肪酸を大量に分泌することで、自分でつけた傷から身をまもっているのではないかと推測している（Nochan, 1994）。

ローズ博士が、ヤマアラシの針毛を覆う脂肪酸に抗微生物作用があることを発見したのは、ある事件があったからだ。博士の研究には、ヤマアラシを追跡し、捕獲して、無線発信器のついた首輪をはめることが必要だった。ある日博士はヤマアラシを追って木に登り、捕まえようとしたところ、上腕に針毛が刺さってしまった。針毛を抜くことができなかったので、博士はそれが自然に抜けるのを待つことにした。数日後に針毛が抜けたとき、深い刺し傷が感染していないことに博士は驚いた。針毛と一緒に刺さった木の破片が感染を引き起こすのは間違いないと思っていたのだ。博士は、針毛についていた脂に抗菌性があって、感染を防いだのではないかと仮説を立てた。脂を分析・実験したところ、この仮説が立証された。脂に含まれている中鎖脂肪酸がその秘密だったのだ。彼の研究によると、これらの脂肪酸は、レンサ球菌やブドウ球菌をはじめ、通常ペニシリンで治療される何種類もの細菌を殺すことができたのである。

博士は、これらの脂肪酸を使って抗生物質軟膏などの薬を製造できないかと、製薬会社に話を持ちかけた。が、中鎖脂肪酸はどこにでもある天然の成分で、専売特許で保護することができない、という理由で断られた。

私たちの皮膚は多かれ少なかれ、この防護作用をもっている。私たちの皮膚と体毛の表面を覆う脂は、主に、私たちには無害の細菌の働きによって、その40〜60パーセントが遊離脂肪酸となり、その中には抗微生物作用のある中鎖脂肪酸が含まれている。それが皮膚の上に、有害な細菌を殺す膜をつくっているのだ。

大人は子どもよりも皮脂を多く分泌するので、皮膚の感染症からよりしっかりとまもられている。皮脂に含まれる中鎖脂肪酸の抗微生物作用は、少なくとも1940年代にはすでに知られていた。当時、頭皮白癬にかかっている子どもは、思春期になって皮脂の分泌量が増えると自然に治癒するということがわかっていたのである。

ココナッツオイルには、皮脂に含まれているのとよく似た中鎖脂肪酸がたっぷり含まれている。ココナッツオイルに含まれる脂肪酸は、すべての食用油と同様、トリグリセリドの形をしている。トリグリセリドは、たとえそれが中鎖脂肪酸でできていても、そのままでは抗微生物作用はない。だが中鎖脂肪酸トリグリセリドを食べると、体内で、抗微生物作用のあるモノグリセリドと遊離脂肪酸に変換されるのだ。

トリグリセリドで構成されるココナッツオイルを皮膚に塗っても、そのままでは抗微生物作用はない。だが、私たちの皮膚の上には常に細菌がいて、皮脂を分解したのと同じように、それがトリグリセリドを遊離脂肪酸に変える。その結果、皮膚の上には抗微生物作用をもつ脂肪酸が増え、感染を防ぐ力が強まるのである。遊離脂肪酸はまた、皮膚の酸性度を高め、それによって病原菌を寄せつけなくする。何しろ脂肪酸は酸性であり、だから皮膚を覆う酸性の膜をサポートするのである。

風呂に入ったりシャワーを浴びたりすると、脂や酸でできた皮膚の上の保護膜を石けんが洗い流してしまう。入浴後は肌がつっぱって乾くことが多い。モイスチャライザーを塗れば気持ちはいいが、なくなった中鎖脂肪酸の保護膜の代わりにはならず、そういう状態の皮膚は感染が起きやすい。入浴後の体は細菌がいなくなって清潔だと思うだろう。だが細菌はどこにでもいる——空中にも、衣服にも、私たちが触れるすべてのものに細菌がいるのである。皮膚の隙間やシワに隠れて、洗い流されずに残る細菌も多い。あなたの肌が、再び目には見えない細菌——善玉も悪玉も——でいっぱいになるのに時間はかからない。汗と皮脂が戻ってきて、皮膚を化学的な防護壁で再び覆うまでは、あなたの皮膚は感染に対して無防備だ。切り傷があったり皮膚がひび割れていたりすると、レンサ球菌やブドウ球菌、その他の有害な細菌がそこから体内に入り込む。ココナッツオイル、またはパームカーネルオイルを基剤にしたローションを使えば、皮膚がもともと持っている、抗微生物作用のある酸性の保護膜を、すばやく元どおりにすることができる。皮膚の感染症で悩んでいる人、感染症を防ぎたい人は、毎回のお風呂やシャワーのあとにココナッツオイルを使うといいだろう。

「ココナッツオイルを使い始めてまだ3カ月ほどですが、**赤ちゃんのような肌になりました。顔はすべすべでバラ色だし、かかとも10代の子みたいです（足に塗るわけではなく、食べているだけです）**。**ココナッツオイルをとっている限り、体が温かく感じられます。**私は53歳ですが、こんなことは初めてです。それに、体重が5キロ減りました。髪もつやつやです。**私にとっては、バージンココナッツオイルは奇跡の食べ物です**」

リンダ・P

ヘアケア

ココナッツオイルは、肌と同様、髪にも効果があり、すばらしいヘアコンディショナーになる。ニューヨークの著名なヘアスタイリスト、アマンダ・ジョージは、彼女のふさふさとした髪の秘密はココナッツオイルだと言う。「寝る前に、温めたココナッツオイルを小さじ2杯ほど髪にすり込んで、翌朝洗い流すんです」。おかげで彼女の髪はしなやかで艶がある。ココナッツオイルを温めるには、ボトルをお湯に浸けるか、温水の蛇口の下に数分置いておけばいい。ココナッツオイルを知っている美容師は、ココナッツオイルに絶対の信頼を寄せる。彼らは、ココナッツオイルを使えば、美容室で50ドルかけてするトリートメントと効果は同じだと言う。しかも費用はわずかだし、自宅で自分でできるのである。

少量（小さじ2杯くらい）を、寝る前に髪につけて翌朝洗い流してもいいし、もう少し多めの量を髪にたっぷりと塗って、1〜2時間おいてから洗い流してもいい。ココナッツオイルをつけたあと、シャワーキャップをかぶってゆっくりお風呂に入る人もいる。1時間くらいしたらココナッツオイルを洗い流す。これを数日ごとに繰り返す。

長時間お風呂につかったら、風呂から出たあとはココナッツオイルを肌に塗って、洗い流されてしまった自然の皮脂を補うこと。実は、石けんを使うたびにあなたは、体をまもっている皮脂の膜を取り除き、肌のpHを変化させている。ココナッツオイルを塗れば、健康的な皮膚環境を取り戻す助けになる。

ココナッツオイルをヘアコンディショナーとして使うもうひとつの利点は、フケが消えると

いうことだ。これは私自身が体験している。私は10代の頃からひどいフケに悩まされていた。フケを抑える唯一の方法は薬用シャンプーを使うことで、長年そうしていた。薬用でないシャンプーに替えようとするたびに、数日のうちにフケが出た。だが多くのボディケア製品に使われている強烈な化学薬品について知るにつれ、私は薬用シャンプーを使うのをやめようと決めた。私はよりナチュラルな、ハーブ入りの石けんやシャンプーを使い始めた。案の定、フケがものすごい勢いで戻ってきた。ナチュラルな製品を片っ端から試したが、どれも効果はなかった。とうとう私は、先ほど説明したようにココナッツオイルを髪につけ、数時間後に洗い流した。私はその効果に目を見張った。たった一度使っただけで、フケは跡形もなく消えてしまったのだ。簡単すぎて、信じられなかった。これほど効果があったのは薬用シャンプーだけだったのだ。私は、フケを止めてくれただけでなく、髪と頭皮にも良い自然の製品を見つけたのである。今も私は定期的に、ヘアケアにココナッツオイルを使っている。

自然が生んだ奇跡の軟膏

ココナッツオイルに含まれる中鎖脂肪酸の抗微生物作用は、研究室で検証され、生物学で利用され、日常の生活の中でも目にすることができるが、外用薬として使った場合のココナッツオイルはもうひとつの癒やしのパワーを秘めている。私はこれを偶然発見した。

それはちょっと変わった形での発見だった。車にいっぱい積んだセメントのブロックを降ろしていたときのことだ。経験のある人なら、セメントブロックがどれほど重いかご存じだろう。ブロックを下に置くときに、私は誤って手の肉を2個のブロックの間にはさんでしまった。激痛が走ったが生命に別状があるわけではないので、私はそのまま作業を続けた。すぐに、濃い赤色の血マメができ始めた。ブロックを全部車から降ろし終えると、私は手を洗い、単にモイスチャライザーのつもりでココナッツオイルをつけ、それきり血マメのことは考えなかった。

数時間後、血マメを見ると、それはエンドウマメくらいの大きさから針の頭ほどに小さくなっていた。私はびっくりした。血マメがそれほどすばやく消えるのを見たことがなかったのだ。普通は治るのに1週間から2週間はかかる。私はただココナッツオイルをつけただけだったから、真っ先に、血マメが早く消えたことと関係があるのではないかと思ったが、すぐにそんなばかなことがあるわけないと思い、その考えを無視した。ココナッツオイルは食べると体に良いことは知っていたが、怪我の治りを早くするなどというのはできすぎに思えたのだ。

だがそのあと私は、ココナッツオイルを体に塗った人たちに同じような奇跡が起きるのを目にするようになった。たとえば私のクライアントのひとりは、痔がひどくなって激痛と不快感に苦しんでいた。いろいろなクリームを試したが効果はなかった。ちょうどココナッツオイルを一瓶買ったところだったので、彼はそれを試してみることにした。患部にココナッツオイルを塗り始めたところ、驚いたことに症状がやわらいだのである。翌日には腫れも引いていた。

また別のある男性は、大人になってからずっと、顔と胸の乾癬に悩まされていた。手に入るクリームや軟膏は片端から試したがどれも効かなかった。数日ごとに症状はひどくなり、肌が乾いてうろこ状になり、ひどいときにはひび割れて出血した。患部は額、眉毛、鼻、頬、顎、そして胸に及んだ。歳を重ねるにつれて症状は悪化し、間断なく炎症と皮膚剥離に悩まされるようになった。何人もの医者にかかったが治療の術《すべ》はなく、処方されたクリームを塗れば一時的に症状が緩和されるだろうと言われた。クリームの効果は一時的、かつわずかだった。医者に救いを見いだせなかった彼は、代替医療のセラピーを試そうと考え、食生活の改善で対処することに集中した。インスタント食品を食べるのをやめ、糖分と植物油の摂取量を減らした。

最終的には、口にする油のほとんどをココナッツオイルに替えた。症状は徐々に改善されたが、まだ消えはしなかった。乾癬の症状は軽くなったものの、炎症と皮膚の剥離は続いた。ある日、炎症が特に悪化したとき、彼は試しにココナッツオイルを患部に塗ってみた。効き目があった。次の日も、その次の日も彼はそれを繰り返した。と、ほんの数日のうちに、一時はほとんど常に乾いてカサカサの状態だった彼の顔は、やわらかく、すべすべになったのである。炎症もなく、うろこ状でもない。こんなに肌の調子が良いのは20年ぶりだ、と彼は言う。

ある女性は、「ココナッツオイルを顔に使うのが好きなの。肌がしっとりするけれど、べたつかないんです」と言った。彼女は、魔法の薬と呼ぶ人もいるレチンAという薬用クリームとココナッツオイルを比べてこう言う。「以前は、ニキビの予防にレチンAを使っていたんです。でもココナッツオイルを使うようになったら要らなくなってしまいました。ココナッツオイルはレチンAと同じように効くんですもの」。レチンAは、ニキビの予防や肌のきめを整えるための、医者が処方する薬用クリームだ。ある程度の効果はあるが、望ましくない副作用があり、最悪の場合、肌が太陽光に過敏になって、その結果、日光皮膚炎や皮膚ガンにかかる可能性が高くなる。だから医師による処方箋なしには手に入らない。

ココナッツオイルは、どんなハーブ入り軟膏を作るにもぴったりの溶剤だ。その例として、生のニンニクを潰してココナッツオイルに入れて作るガーリックオイル軟膏がある。自分で作れる軟膏で、皮膚の感染症に効果を発揮する。『Positive Health News（ポジティブヘルスニュース）』というオンラインニュースの中で、編集者のマーク・コンリーはこう言っている。「この軟膏の効果には驚いてばかりだ。去年の秋、私は、ひどい足底疣贅《そくていゆうぜい》（訳注　足の裏にできるイボ）と足白癬に悩む、ダンというこの町の住民と知り合った。足の裏を見せてくれたが、それまで見たことがないほどひどい状態だった」

マークはガーリックオイル軟膏を作って小さな瓶に入れ、ダンに渡した。冷蔵庫で保管し（保存可能期間は約30日）、毎日少量を足に塗るように指示した。2週間後、彼はもう一度ダンに会った。「靴下を脱いで見せてくれた彼の足の裏は、まるで魔法のようにすっかり違う様子になっていた――真菌感染症も足底疣贅も完全に消えていたのだ。それは、色も状態もまったく正常な、まるで真新しい足だった」とマークはつづっている。「10日ほどで、足底疣贅ははがれ落ちたのだ」

ココナッツオイルは、化学薬品を含まない天然の日焼け止めローションを作るのにもぴった

りだ。私は日焼け止めにはそれしか使わない。私がココナッツオイルの日焼け効果に気づいたのは偶然だった。ある夏のこと、私は庭仕事のために外に出た。日焼け止めはつけていなかった。私は作業に夢中になって、3時間ほど外にいた。太陽が肌を焼くのを感じたが、やりかけの作業を何としても終わらせたかったので、危険な徴候を無視したのだ。ひどい日焼けになりそうなのはわかっていた。だが家に入ってシャワーを浴びたとき、日焼けは思った以上にひどいということがわかった。お湯が肌に触れたとたん、私は痛みに顔をゆがめた。耐え難い痛さだった。シャワーから出ると、私は必死に痛みをやわらげてくれるものを探した。洗面台の近くにココナッツオイルの瓶があるのに気づき、肌に潤いを与えてくれるだろう、多少は痛みも楽になるかもしれないと思って、私はココナッツオイルをそっと、敏感になっている肌に塗った。気持ち良かった。そして30分後には、痛みはほぼ消えていたのだ。私はあっけに取られた。しかもそれだけではないのだ。

その次の週、私は再び庭仕事をしに外に出た。ただし今回は、日に焼けてからココナッツオイルを塗るのではなくて、外に出る前に塗っておこう、と思いつき、そうしたのである。私は熱い太陽の日差しの中で3時間か4時間過ごした。家に入ると、痛みも日焼けの徴候もなく、わずかに肌が小麦色になっただけだった。すごいことだった。そんなことはかつてなかったのだ。私は日に焼けやすいたちで、20分も日光に当たればひどい日焼けになるのが常だった。ところが、太陽に当たっていた腕も顔も、まったく痛まないのである。ただし1か所だけ、ひどく日に焼けたところがあった——頭のてっぺんだ。私の頭のてっぺんは毛が薄くて、帽子はかぶっていたのだが、太陽の日差しは帽子の小さな編み目の穴を射し貫いて私の頭頂を焼いたのである。帽子をかぶっていたものだから、頭にココナッツオイルを塗ることを思いつかなかったのだ。そこ以外の、太陽にさらされはしたがココナッツオイルの薄い被膜に覆われていたところは、まったく正常だった。今では、太陽の下に出るときには必ずココナッツオイルを塗るようにしている。おかげで、暑くて日差しの強い気候の土地に行ってもひどい目に遭ったことはない。

ココナッツオイルは有害な太陽光から肌をまもり、同時に、より長時間の太陽への露出に耐えられるように体を徐々に順応させる。市販の日焼け止めと異なるのは、ココナッツオイルは必ずしも紫外線を遮るわけではなく、体が自然に太陽の光線に慣れるのを可能にし、時間とともに許容範囲が高まるという点だ。だから私は、ココナッツオイルを日焼け止めにする際は、いきなり6時間も日に当たるのではなくて、数日あるいは数週間かけて太陽に当たる時間を徐々に増やしていくことをお勧めする。肌のタイプは人によって違い、太陽光の許容範囲も違う。だから人それぞれ、試しながら、毎日少しずつ日に当たる時間を延ばしていって、問題ない露出時間を知る必要がある。昔からポリネシア諸島の人びとは、ほとんど衣服を身に着けず、熱帯の強い太陽光に一日中身をさらしていた。一度に何日も、何週間も舟で海を渡るときはことさらだった。そういうときに彼らの体をまもったのがココナッツオイルだった。**最初に流通した市販の日焼け止め製品の多くにココナッツオイルが含まれていたのには、そういう理由があったのだ。**残念ながらその後、それらの製品に含まれていたココナッツオイルは、化学薬品に取って代わられてしまった。

ココナッツオイルが傷の治癒や修復を早めるのはなぜだろう？　**その理由のひとつは、中鎖脂肪酸が細胞に対してもっている代謝効果だと私は考えている。**傷の治癒を含め、細胞活動は代謝作用によって制御されている。代謝率が高ければ細胞活動が加速して、傷ついた組織を修復したり、有害物質を除去したり、細菌と戦ったり、壊れたり病気になったりした細胞を健康な新しい細胞に置き換える、といったプロセスがみな、高い活動レベルで行われ、その結果、傷は早く癒えるのだ。中鎖脂肪酸は細胞にすばやくエネルギーを提供し、代謝率と治癒力を高めるのである。

ココナッツオイルを外用薬として使う効果で私が一番感心したのは、炎症を抑える力だ。ココナッツオイルが、慢性的だった皮膚炎を数日のうちに治してしまうのを私はこの目で見ている。最初のうち、私はこの効能に驚いた。そのときはまだ、ココナッツオイルが炎症を鎮める効果について言及した科学論文を見つけていなかったからだ。だがさらに研究を続けるうちに、ココナッツオイルが実際に消炎作用をもっているということを示す研究が見つかった。S・サデギ博士のチームが行った研究によれば、ココナッツオイルは体内の炎症性化学物質を減少させたのである。博士らは、ココナッツオイルが、急性・慢性のさまざまな炎症性疾患の治療に役立つかもしれないと言っている。このことは、ココナッツオイルを塗ると乾癬その他の皮膚の炎症が改善される、という私の体験を説明してくれる。ただし、すべての場合に効くわけではないこともわかっている。炎症がひどければ、ココナッツオイルだけでは不十分だ。**だが症状が軽い場合には非常に有効である。**

興味深いのは、口から摂取した場合も、ココナッツオイルが皮膚の上で示してみせる治癒効果と同じことが体内で起こる、という点だ。大腸炎、潰瘍、肝炎、痔など、炎症に関連した病気（特に消化管の疾患）は、ココナッツオイルで改善される場合がある。また、体のほかの部位の炎症を鎮める効果もあることは、多発性硬化症、関節炎、全身性紅斑性狼瘡《ろうそう》、動脈の硬化と心臓病につながる動脈内の炎症について述べたとおりだ。

これらの炎症性疾患の中には、微生物感染が原因のものがある。潰瘍のほとんどは細菌が原因だ。動脈の炎症や心臓病はウイルスや細菌が原因である場合がある。肝炎は普通、肝臓がウイルスに感染することで起きる。ココナッツオイルがもつ抗微生物作用が、問題の原因となる微生物を殺し、炎症とそれによる痛みをやわらげるのだ。

「私は5週間前に、いろいろな効果があるというココナッツオイルを口から摂取し始めました。**その直後から、常にエネルギーレベルが高まり、ジャンクフードを食べたいという気持ちがガクッと減ったことに気がつきました。**また、顔や体にもココナッツオイルを使い始めたのですが、長年の怪我や手術の傷跡やニキビがみるみるうちに消えていくとは、夢にも思っていませんでした。濃いピンク色だったところは色が薄くなり、厚く盛り上がっていた皮膚が縮んでいき、痒みもすっかり消えました。傷跡に関しては、私はすっかり諦めていたんです——それまで、どんな治療を試しても一切効果がありませんでしたから。**10代の頃のような、なめらかで傷のない肌を取り戻せて本当に嬉しいです**」

アリシア・ヴーライズ、公認看護師

どうやらココナッツオイルは、体の内側でも外側でも、さまざまな健康効果があるようだ。ココナッツは本当に、自然が与えた奇跡の食べ物のひとつである。初期のヨーロッパ人探検家たちが南太平洋諸島に辿り着き、島の住民たちのすばらしい健康と肉体に非常に感銘を受けたのも、無理のないことだ。

07

THE COCONUT OIL MIRACLE

食べ物としてのココナッツオイル 薬としてのココナッツオイル

Coconut Oil as Food and as Medicine

文化生活から遠く離れた、ブラジル北部のジャングルにお連れしよう。アマゾンの熱帯雨林に足を踏み入れ、うるさい蚊と戦いながら膝まで浸かる沼地を進む、現代の探検家になったと思ってもらいたい。ある朝あなたは、7月の太陽に解けていく氷の塊のように汗だくで目を覚ます。ものすごい熱があり、ときどき凍るような寒気に襲われる。体中の筋肉がよじれて固まってしまったかのようだ——体にかかる負担が体力を奪い去り、あなたは疲れきって横たわっている。ほとんど動く力さえない。現代的な薬もなく、医者もいないので、あなたは先住民に助けを求める。あなたの健康は——もしかしたらあなたの命さえ——先住部族のメディスンマンの手に握られている。メディスンマンの治療法は、ココナッツのお粥《かゆ》だ。彼は毎日あなたにこれを食べさせる。メディスンマンが注意深く見守る中、あなたは徐々に体力を取り戻し、やがて出発できるほどに回復する。

このストーリーは、あり得ないことではない。**南アメリカと中央アメリカの先住民は、ココナッツは食べ物であると同時に薬であると考える。**マラリア、黄熱、その他の熱帯病が蔓延する土地で彼らが健康でいられるのは、ココナッツのおかげなのだ。アフリカの、ソマリアの海岸沿いやエチオピアで病気になれば、地元の人はあなたにパームカーネルオイルを飲ませるだろう——ほとんどすべての病気に使われる伝統的な治療法である。カリブ海の島や南太平洋の環状サンゴ島、あるいは東南アジアの海岸沿いや南インドでも、先住民の人びとは、治療の一環として、何らかの形であなたにココナッツを食べさせるだろう。ココヤシが育つところはどこでも、人びとは、食べ物として、また薬としてのココヤシの値打ちを学んだのだ。**だからこそココヤシは、「生命の木」と呼ばれるのである。**

病気の予防と治療に効くココナッツオイル

研究及び臨床観察の結果、ココナッツオイルに含まれるような中鎖脂肪酸には、さまざまな疾患の予防と治癒を助ける可能性があることがわかった（231ページの表を参照）。

ココナッツとココナッツオイルは、さまざまな伝統医学で用いられている。一番有名なのはインドのアーユルヴェーダ医療だ。**アーユルヴェーダにおいてはココナッツ製品は重要なものとされ、ココナッツがなければ作れない薬もある。**ココナッツオイルの治癒効果は、アーユルヴェーダ医療でもインドの民間療法でも認識されており、やけど、外傷、潰瘍、真菌による皮膚感染、シラミ、腎臓結石、コレラ性下痢などの治療に使われる。

現代の医療科学は、ココナッツオイルの治癒力の秘密をようやく解き明かし始めたばかりだ。研究によって、ココナッツオイルには薬としてさまざまな実践的用途があることがわかってきている。あなたはすでに、ココナッツオイルが心臓病予防に役立つことを知っている。ココナッツオイルに含まれる中鎖脂肪酸には強力な抗微生物作用があって、薬に耐性をもつ超細菌をも含む、多種多様な感染性微生物を殺すことができる。ココナッツオイルは、消化が容易で体に滋養を与える「スーパーフード」であることも証明された。医学研究や臨床経験を通して、この奇跡のオイルの用途が次々と明らかになっている。

消化器疾患と栄養吸収障害

中鎖脂肪酸がほかの脂質とは違った仕組みで消化されるということは、少なくとも50年前から研究者たちにはわかっていた。この違いが、さまざまな消化器官や代謝の障害を治療する際

ココナッツオイルは次のようなことに役立つ

- 心臓病、高血圧、アテローム性動脈硬化症、脳卒中を予防する
- 糖尿病を予防し、関連する症状や健康リスクを緩和する
- 強い骨と歯の発達を助ける
- 骨粗しょう症を防ぐ
- 過重体重の減少を促進する
- 単核球症、インフルエンザ、C型肝炎、はしか、ヘルペス、エイズ、その他の疾患の原因となるウイルスを殺す
- 脾臓《ひぞう》炎に関連した症状を緩和する
- 吸収不良症候群や嚢胞性線維症に関連して起こる問題の程度を軽減する
- 胆嚢疾患の症状を緩和する
- クローン病、潰瘍性大腸炎、胃潰瘍の症状を緩和する
- 痔による痛みや不快感を緩和する
- 慢性の炎症を軽減する
- 乳ガン、大腸ガン、その他のガンを防ぐ
- 歯周病や虫歯を防ぐ
- 早期老化や変性疾患を防ぐ
- 慢性疲労症候群に伴う症状を緩和する
- 良性前立腺過形成（前立腺肥大）に伴う症状を緩和する
- てんかんの発作を減らす
- 腎臓病や膀胱感染症を防ぐ
- 肝臓病を防ぐ
- アルツハイマー病、パーキンソン病、自閉症、その他の神経疾患を予防する
- 肺炎、耳痛、咽喉感染症、虫歯、食中毒、尿路感染症、髄膜炎、淋病、その他多くの病気の原因となる細菌を殺す
- カンジダ症、いんきんたむし、白癬、足白癬、鵝口瘡、おむつかぶれ、その他の感染症を引き起こす真菌やイースト菌を殺す
- 条虫、シラミ、ランブル鞭毛虫、その他の寄生虫を駆逐する、または殺す
- 皮膚感染を防ぐ
- 乾癬、湿疹、皮膚炎に伴う症状を緩和する
- 皮膚の乾燥や肌荒れを改善する
- シワ、たるみ、年齢によるシミなど、太陽の紫外線による肌のダメージを防ぐ
- フケを抑える

に重要な役割を果たし、中鎖脂肪酸は、病院で成人や赤ん坊に与えられる栄養製剤として常用されてきたのである。長鎖脂肪酸と比べ、中鎖脂肪酸のほうが消化器官に良いのは、私たちの体がこれらの脂肪酸を代謝する仕組みが異なるためだ。中鎖脂肪酸のほうが粒子が小さいので、分解して消化するために必要なエネルギーと酵素が少なくて済む。中鎖脂肪酸は、消化吸収が早く、容易なのである。

中鎖脂肪酸は、唾液と胃液に含まれる酵素によって、食べるのとほとんど同時に分解されるため、脂肪を分解する膵酵素さえ必ずしも必要としない。だから脾臓や消化器系にかかる負担が少ない。このことは、消化器系や代謝に問題を抱える患者にとっては重要だ。特に、消化器官が未発達な未熟児や病気をもつ新生児の場合、中鎖脂肪酸は比較的容易に吸収できるが、ほかの脂質はほぼ未消化のまま体を通過してしまう。嚢胞性線維症などの吸収不良疾患を抱える人や、脂質や脂溶性ビタミンの消化・吸収に問題がある人には、中鎖脂肪酸が大変役に立つ。中鎖脂肪酸はまた、糖尿病、肥満、胆嚢疾患、膵臓炎、クローン病、膵機能不全、そしてある種のガン患者にとっても重要だ。

私たちの体は、歳をとるにつれて、若い頃よりも機能が衰えていく。膵臓がつくり出す消化酵素の数が減り、腸は栄養の吸収が悪くなり、消化と排泄にまつわる一連の作業の効率が落ちる結果、歳をとった人はビタミンやミネラルが不足することが多い。**中鎖脂肪酸は消化しやすく、ビタミンとミネラルの吸収を助けるので、年長者の食事に含まれるべきである。食事の調理にココナッツオイルを使えば簡単だ。**

中鎖脂肪酸はほかの脂肪酸と違って、腸から肝門静脈に直接吸収され、そこからまっすぐ肝臓に送られて、そこでほとんどが炭水化物と同じように燃料として燃焼される。そういう意味で、中鎖脂肪酸の振る舞いは脂肪というより炭水化物に近い。

ほかの脂質は、小さい単位に分解するのに膵酵素を必要とする。分解された脂質は腸壁に吸収され、リポタンパク質という、脂肪（脂質）とタンパク質の塊になる。リポタンパク質はリンパ系を通って運ばれ、肝臓を迂回して、血液中に放出され、体中を循環する。血液に混じって体を循環しながら、リポタンパク質の脂質部分が体中の細胞組織にばらまかれる。リポタンパク質は徐々に小さくなって、ごくわずかなものしか残らなくなる。その時点で、リポタンパク質は肝臓に取り込まれ、分解されて、エネルギーの生産に使われるか、必要ならば新しいリポタンパク質の一部となって血液に送り出され、体中に送られる。コレステロール、飽和脂肪酸、一価不飽和脂肪酸、そして多価不飽和脂肪酸はどれも、リポタンパク質という形をとって体中を巡る。

これとは対照的に中鎖脂肪酸は、腸管でリポタンパク質にはならず、直接肝臓に届いて、そこでエネルギーに変換される。中鎖脂肪酸は普通、体脂肪としてはあまり蓄積されない。中鎖脂肪酸がエネルギーを生むのに対し、ほかの食用脂肪は体脂肪になるのである。

細胞は、その代謝機能を果たすのに必要なエネルギーのすべてをブドウ糖と脂肪酸から得る。長鎖脂肪酸やブドウ糖は、細胞壁を通過するためにインスリンというホルモンを必要とする。インスリンがないと、ブドウ糖や長鎖脂肪酸は細胞に入ることができない。2型糖尿病患者のように、インスリン抵抗性がある人にとってこれは深刻な問題である。細胞は、十分なブドウ糖や長鎖脂肪酸を取り入れられなければ、文字どおり飢えて死んでしまう。**中鎖脂肪酸の利点は、細胞に入るのにインスリンを必要としないことだ。**インスリンがなくても、中鎖脂肪酸は楽々と細胞壁を通り抜けられるのである。

私たちの細胞の中にはすべて、ミトコンドリアと呼ばれる細胞小器官がある。細胞がその機能を果たすのに必要なエネルギーはミトコンドリアがつくる。ミトコンドリアは二重の膜で包まれていて、その膜を通して栄養素を受け取るためには通常、特別な酵素を必要とする。**中鎖脂肪酸がユニークなのは、ミトコンドリアの二重の膜の両方を、酵素なしに通過することができ、細胞に、すばやく効率的にエネルギーを提供できる、という点である。**長鎖脂肪酸は特別な酵素がなければ二重の膜を通過できず、エネルギーの生成には時間がかかり、酵素の蓄えを消費する。

こうした長所があるため、ココナッツオイルは多くの人、中でも赤ん坊や老人の生命を救ってきた。ココナッツオイルは、消化器系疾患を患い、脂質の消化に問題がある人用の特別食に、医療目的で使われている。また、同じ理由で特殊調製粉乳に含まれ、栄養障害の治療に使われてもいる。吸収が早いので、消化器系や酵素系に必要以上の負担をかけることなく栄養素をすばやく届けることができ、ほかの脂質ならば消化のために浪費されるはずのエネルギーを温存することができるのだ。

新生児の栄養補給

自然が与えた食べ物の中で、ほかを大きく抜きん出て優れているものがある。母乳である。自然は母乳に、赤ん坊が最初の1年ほどの間に必要とする栄養のすべてを与えた。母乳には、赤ん坊の成長と発達を最大限にするための、ビタミン、ミネラル、タンパク質、そして脂質が完璧にブレンドされている。母乳は間違いなく、自然が生んだ驚異のひとつである。母乳で育つ子どもは、重要な栄養素だけでなく、のちに、耳感染をはじめとする小児期の疾病にかかるのを防ぐ免疫体をも受け取る。母乳で育つ子どものほうが、歯や顎が発達するし、アレルギーにもなりにくく、消化機能も優れ、感染症にもかかりにくい。母乳で育つほうが知能も発達することを示唆する研究もある。このように、自然が優れていることを認める科学者たちは、粉ミルクをできるだけ母乳に近づけようと試みてきた。

母乳に含まれる重要な成分のひとつが、中鎖脂肪酸、主にラウリン酸である。ラウリン酸はまた、ココナッツオイルに含まれる主要な中鎖脂肪酸でもある。母乳に含まれる中鎖脂肪酸は、栄養を吸収する力を高め、消化機能を助け、血糖値の調節を補助し、赤ん坊を有害な微生物からまもる。未発達な赤ん坊の免疫系を支えているのは、抗菌・抗ウイルス・抗真菌・抗寄生虫という性質をもつ、この、生きるのになくてはならない脂肪酸なのだ。事実、こうしたユニークな飽和脂肪酸がなかったら、赤ん坊は長くは生きられないだろう。そういう赤ん坊は、栄養失調になり、無数の感染症に対して無防備だ。

動物を対象とした研究も、人間を対象とした研究も、母乳に含まれる中鎖脂肪酸は子どもの成長と発達のために重要な成分であることを示している。たとえば、妊娠して泌乳中の豚に、長鎖脂肪酸（植物油）入りか中鎖脂肪酸（ココナッツオイル）入りのどちらかの餌を与えたところ、生存率と成長率に明白な差があった。中鎖脂肪酸を与えられた母豚の子どもの方が成長が早く健康で、生存率は、長鎖脂肪酸を与えられた母豚の子どもの32パーセントに対して68パーセントだった。この傾向は、低体重で生まれた子豚で特に顕著だった。

これと同じことは人間にも起きるようである。たとえば、出生時の体重が非常に低かった新生児46人の粉ミルクにココナッツオイルを加えて、体重の増加を促進するかどうか試したところ、ココナッツオイルを添加したグループのほうが体重の増加が速かった。そして増えた体重は肉体の成長によるもので、脂肪の蓄積によるものではなかったのである。ココナッツオイルによって赤ん坊の体重が増え、よりよく成長したのは、彼らの体がココナッツオイルを吸収するのが容易だったからだ。植物油の場合はある程度、赤ん坊の消化器官を未消化のまま通過してしまうので、赤ん坊は、正常に発達するのに必要な栄養が不足したのである。中鎖脂肪酸を与えた新生児は、必要な脂質を吸収できるだけでなく、脂溶性のビタミン、ミネラル、タンパク質もよりよく吸収できる。

中鎖脂肪酸を豊富に含むミルクは、子どもの健全な成長と発達に欠かせない。中鎖脂肪酸が添加されていない粉ミルクはほとんどない。一時は、粉ミルクのメーカーは純粋なココナッツオイルまたはパームカーネルオイルを使っていたし、今でもそうしているブランドもあるが、現在は、多くの粉ミルクはMCTオイルを使っている。MCTオイルは工業的に作られたオイルで、75パーセントがカプリル酸、25パーセントがカプリン酸であり、ラウリン酸は、まったく含まれていないか、含まれていてもごくわずかだ。だが、抗微生物作用をもつ中鎖脂肪酸の中で最も重要なのはラウリン酸であり、母乳に最も豊富に含まれる天然の中鎖脂肪酸もラウリン酸である。ココナッツオイルに含まれるラウリン酸とそれ以外の中鎖脂肪酸の割合は、母乳のそれに近い。MCTオイルがより高価なココナッツオイルの代わりに使われるのは、健康に関する考慮よりも経済的な理由だ。誤解しないでいただきたいのだが、カプリル酸もカプリン酸も体に良いのは確かである。ただし、ラウリン酸ほどではないし、自然が意図したこの3つの組み合わせには敵わないのである。

粉ミルクに含まれる脂肪酸の中身や質を変えることができるように、母乳についても同じことができる。**母乳が赤ん坊にとって最高の食べ物であることは間違いないが、母乳はどれも同じなわけではない。母親の健康と食生活によって、母乳の質も変わってくるのだ。**母乳は母親が摂取する栄養素からつくられる。母親が適正な量の栄養素をとらなければ、自分自身の細胞からそれらが引き出される。母親自身に重要な栄養素が欠けている場合、母乳もまたそれらの栄養素を欠く。同様に、母親が有害物質（たとえばトランス脂肪酸）を含むものを食べれば、母乳にもそれが含まれるかもしれない。賢明な食事をすることが、妊娠中の女性、授乳中の女性とその赤ん坊にとって非常に大切だ。

人間の母乳が含む脂肪酸の構成は独特で、45〜50パーセントが飽和脂肪酸、35パーセントが一価不飽和脂肪酸、15〜20パーセントが多価不飽和脂肪酸である。**母乳に含まれる飽和脂肪酸の大部分は中鎖脂肪酸であってしかるべきなのだが、残念なことに、母乳に中鎖脂肪酸がわず**

かしか含まれない母親が多い。このことは、その子どもたちの健康に多大な影響を与える。

母乳に中鎖脂肪酸が不足していると、赤ん坊は栄養不足となり、感染症にかかりやすくなる。**人間の母乳の大きな特徴のひとつは、乳児の免疫系が未発達な間、無数の感染症から彼らをまもる力なのだ。**母乳に含まれ、病原菌や寄生虫だらけの世界から子どもをまもる抗微生物性物質は、トリグリセリド（脂肪分子）に含まれる中鎖脂肪酸である。健全な免疫系をもっている大人でも防ぐのが難しい病気もある。もしも与えられるミルクに適切な量の中鎖脂肪酸が含まれず、それによって保護されていなかったら、そうした感染症にさらされた赤ん坊は、深刻な病気にかかってしまいかねない。

母乳には、できる限り多くの中鎖脂肪酸が含まれていることが重要だ。中鎖脂肪酸を含む食べ物を十分に食べれば、授乳中の母親の母乳にはこの、健康を促進する栄養素がたっぷりと含まれる。牛乳その他の乳製品にも少量含まれてはいるが、中鎖脂肪酸を最も豊富に含む食べ物は、トロピカルオイル、中でもココナッツオイルである。

母乳中に含まれる、抗微生物作用をもつこの脂肪酸の割合は、低ければ3〜4パーセントだ。だが、授乳中の母親がココナッツ製品（ココナッツフレーク、ココナッツミルク、ココナッツオイルなど）を食べると、母乳に含まれる中鎖脂肪酸の割合は大きく上昇する。たとえば、一度の食事で40グラム（約大さじ3杯）のココナッツオイルを食べると、母乳中のラウリン酸は、その14時間後、一時的に3・9パーセントから9・6パーセントになる。カプリル酸とカプリン酸の量も増える。授乳中、母親が毎日ココナッツオイルを食べれば、母乳中の中鎖脂肪酸はさらに増えるのだ。

母親は、赤ん坊が生まれてくる前から準備を始めるべきだ。妊娠中の女性は、のちに母乳を作るのに使うために脂肪を蓄える。赤ん坊が生まれると、母親の体に蓄えられた脂肪と、日々食べるものに含まれる脂肪が母乳をつくるのに使われる。中鎖脂肪酸、中でもラウリン酸とカプリン酸（抗微生物作用をもつ中鎖脂肪酸のうち最も重要な2種）が豊富なものを妊娠中に食べ、また出産後も食べ続けていれば、母乳は赤ん坊にとって最高の栄養源となる。そういう母親の母乳には、ときには18パーセントもの飽和脂肪酸が、ラウリン酸とカプリン酸という形で含まれている。一方、妊娠中に中鎖脂肪酸を多く含むものを食べなかった、また授乳中も食べない母親の乳腺からは、ラウリン酸が約3パーセント、カプリン酸が1パーセントの母乳しか出ない。

人間の母乳が自然に含んでいる中鎖脂肪酸は、赤ん坊に欠かせない栄養を与え、病気からまもる。ウイルスを殺す力をもちながら、未熟児を健康に育てるだけの滋養に富み、安全だ。私たちが成人し、さらに歳をとると、私たちの体は疲弊する。そういうときにも中鎖脂肪酸は、私たちに栄養を与え、感染症や変性疾患からまもってくれる。どうやらココナッツオイルは、生まれたばかりの赤ん坊、老齢者、そしてその中間にいるすべての人に、さまざまな健康効果をもたらすようである。

クローン病

クローン病として知られる炎症性腸疾患は、下痢、腹痛、潰瘍からの出血、血便、貧血、体重減少などの症状が特徴である。潰瘍は、口から直腸まで、消化管のどこにでも発生する。潰瘍性大腸炎はこれと似た病気で、下部消化管である大腸を侵す。こうした慢性病は、患者を非常に衰弱させることがある。腸が食べ物を吸収する機能が阻害され、それによって栄養失調に陥りかねない。特定の食べ物が症状を悪化させることがあるので、患者は常に、自分が食べても大丈夫なものを見つけなくてはならない。慢性疾患の多くがそうであるように、クローン病も治療法はわかっていない。薬を使って症状をやわらげることはできるが、病状が非常に悪化した場合には、感染した臓器の摘出が勧められることが多い。

だが興味深いのは、少なくとも1980年代には、クローン病を含む消化器系疾患を患う人にココナッツオイルが効くということが研究者によって示されていたことだ。ココナッツオイルがもつ抗炎症作用と治癒効果は、クローン病に特徴的な、消化管の炎症や損傷を鎮める役割を果たすようなのである。また、ココナッツオイルの抗微生物作用は、慢性の炎症を引き起こす有害な微生物を殺し、腸を健康に保つ。

ニューヨーク州ヴァルハラにあるネイラー・ダナ予防医学研究所のL・A・コーエン博士は、ココナッツに含まれる中鎖脂肪酸が消化・吸収されやすい点に着目し、「脂質の消化障害（膵臓炎）、吸収障害（クローン病）、輸送障害（カイロミクロンの欠乏）をもつ患者に高エネルギーを提供する手段として、医療の現場での用途を見いだした」と言っている。クローン病のような症状には、ココナッツやココナッツオイルを使った食べ物を食べるだけで効果がある。たとえば、30年来クローン病を患っているジェラルド・ブリンクリーの場合、ココナッツフレーク入りのクッキーを食べただけで効果が表れた。「ココナッツマカロンを食べると症状がやわらぐというのを読んで、試してみることにしたんです。偶然かどうかわかりませんが、一日にクッキーを2個食べるようになってから、症状が改善しました」とブリンクリーは言っている。

『The People's Pharmacy Guide to Home and Herbal Remedies（家庭療法とハーブ療法のための薬学手引）』の著者のひとり、テレサ・グリードン博士は、この本のために調査を進める中で、ココナッツがクローン病に効果があったという多数の体験談を耳にして、これは家庭療法のひとつだが医学的にも重要である可能性があり、さらなる研究が行われるべきだと信じるに至った。私自身もそうした体験談を耳にしている。たとえばハワイでは、腸に深刻な問題があって、ミルクをはじめほとんど何を食べてもその症状が悪化する幼い男の子の例がある。食べられるものがほとんどないのでその子はやせ細り、衰弱していた。ハワイの先住民のひとりが母親に、若いココナッツの実の内側にあるゼリー状の果肉を食べさせるように言い、母親はそのアドバイスに従った。子どもはココナッツゼリー（熟していないココナッツの果肉）を主食とした食事ですっかり元気になった。ココナッツオイルの消化率について科学的にわかっていることに照らせば、ココナッツゼリーが消化器に問題がある人の助けになるというのはうなずけることだ。

　クローン病の原因はいまだに不明だが、細菌またはウイルスによる感染が原因ではないかと思っている医師は多い。たとえば胃潰瘍は主にピロリ菌によって起きる。ピロリ菌、あるいはそれに似た細菌が、消化管の別の場所を感染させるという可能性はある。いくつかの研究は、麻疹ウイルスや流行性耳下腺炎（おたふく風邪）ウイルスがクローン病に関係している可能性を示唆している。事実、クローン病や潰瘍性大腸炎患者の多くが、腸内に、持続性の軽度な麻疹感染をもっている。過去に麻疹やおたふく風邪にかかったことがあって、現在、クローン病や潰瘍性大腸炎など何らかの炎症性腸疾患を患っている人は、軽度の腸内感染を体が克服できずにいる可能性が高い。

　麻疹感染が原因、あるいは少なくとも要因のひとつとなっていることを示す証拠には説得力がある。たとえばある調査で、クローン病患者36人、潰瘍性大腸炎患者22人、そして腸疾患をもたない人（対照群）89人を検査した結果、麻疹ウイルスに対して陽性反応を示したのは、クローン病患者のうち28人（78パーセント）、潰瘍性大腸炎患者の13人（59パーセント）に対し、対照群ではわずか3人（3・3パーセント）にすぎなかった。ピロリ菌と麻疹ウイルスはともに、ココナッツオイルに含まれる中鎖脂肪酸によって殺すことができる。仮に、クローン病や潰瘍性大腸炎に特徴的な症状もまたこの2つの、あるいはほかの微生物が原因なのだとすれば、ココナッツオイルはこれらの症状の治療にも役立つかもしれない。

マカロンを食べてクローン病の症状がやわらぐというのは奇妙に聞こえるかもしれないが、それにはある程度、科学的な根拠があるのである。**クローン病、潰瘍性大腸炎、胃潰瘍、あるいはその他の消化器疾患を抱える人は、毎日ココナッツクッキーを食べなくても、ココナッツオイルやココナッツミルクを使って調理したものなら何でも、同様の効果が期待できる。**

骨粗しょう症

粉ミルクに中鎖脂肪酸を加えることの利点のひとつは、それによってそのほかの栄養素が吸収されやすくなるということだ。赤ん坊にココナッツオイルを含んだ食事を与えると、吸収されるカルシウム、マグネシウム、それにアミノ酸が増加することがわかっている。カルシウムやマグネシウムが不足している人には、それらの吸収と保持を強化するためにココナッツオイルが使われてきた。病院で、未熟児や病気の新生児に中鎖脂肪酸を含む特殊調製粉乳が与えられるのもそれがひとつの理由だ。また、くる病の子どもの治療にも中鎖脂肪酸が使われる。くる病は、成人の骨粗しょう症に似た、骨の脱塩と軟化が症状の病気である。

年齢にかかわらず、ココナッツオイルをとるのは骨に良い。食物に含まれる脂質と私たちの骨の形成には関係があるからだ。パデュー大学の研究チームは、酸化した植物油に含まれるフリーラジカルは骨の形成を妨げ、骨粗しょう症の原因になることを明らかにした。また、ビタミンEなどの抗酸化物質は、骨をフリーラジカルからまもるということもわかった。さらに、たとえばココナッツオイルに含まれる飽和脂肪酸も、抗酸化物質として、骨がフリーラジカルによって破壊されるのを防ぐということがわかったのだ。

新鮮なココナッツやココナッツオイルには、ステロールといって、構造がプレグネノロンによく似た、脂肪様の物質が含まれる。プレグネノロンとは、私たちの体がステロールから生成するもので、デヒドロエピアンドロステロン（DHEA）やプロゲステロンなどのホルモンをつくるのに使われる。女性の体がこれらのホルモンを必要とするとき、プレグネノロンがその材料として使われるのである。ジョン・リー医学博士によれば、加齢とともに骨粗しょう症を患う女性が多いのは、プロゲステロンとエストロゲンのバランスが崩れるためだ。肉、牛乳、殺虫剤などからとり入れられる環境エストロゲンによって、体が自然にもつプロゲステロンが希薄になる。リー博士は自身の診療所で、女性患者にプロゲステロンをとらせ、体内にあるこのホルモンの量を増やした。この治療の前後で骨密度を測ったところ、骨粗しょう症に明らかな改善が見られた。リー博士はこの結果を、著書『What Your Doctor May Not Tell You About Menopause（更年期について医者が教えてくれないこと）』にまとめている。女性の体内でプロゲステロンに変換されるプレグネノロンにも同様に、骨形成の働きがあるのではないかと考える人は多い。もしもそれが事実なら、ココナッツに含まれるプレグネノロンに似た物質もまた、ホルモンのバランスを維持し、骨の健康を促進する働きをもつ可能性がある。

ココナッツが食生活において重要な位置を占める人びとに骨粗しょう症を患う人がほとんどいないのは、これが理由かもしれない。**歳をとって骨粗しょう症になるのが心配な人は、ココナッツオイルをとれば、ミネラルの吸収率が高まり、フリーラジカルから骨がまもられ、ホルモンのバランスが保たれて、この変性過程の進行を遅らせるのに役立つかもしれないのである。**

胆嚢疾患

胆嚢を摘出した人は誰でも、脂肪を食べすぎると痛みやけいれんが起きるのを知っている。そういう人は、食事に、ほかの油ではなくココナッツオイルを使うと楽になるはずだ。

胆嚢には、胆汁を蓄積し、その利用を調整する働きがある。消化の過程において胆汁が果たす役割は注目されないことが多いが、実は非常に重要だ。肝臓は、比較的一定の速さで胆汁をつくる。分泌された胆汁は胆嚢に流れ込んで蓄積される。胆嚢は胆汁の保管容器の役割を果たすのだ。食べ物に含まれる脂肪や油が胆嚢を刺激すると、胆汁が腸に送り出される。胆汁は、脂質を乳化する、つまり小さな粒子に分解するので、脂質の消化には十分な量の胆汁が必要である。膵臓が分泌する消化酵素は、小さくなった脂肪粒子をバラバラの脂肪酸に分解し、それが吸収される。胆汁がなければ消化酵素は消化の役割を果たせない。それが、深刻な栄養不足や病気につながる。

胆嚢が手術で摘出されると、脂質の消化の大きな妨げになる。胆嚢がないと、肝臓が分泌し続ける胆汁はゆっくりと小腸に流れ込む。肝臓から腸に直接流れ込むわずかな量の胆汁は、食べた脂肪の量がそんなに多くなくても、十分な消化機能を果たすには足りない。その結果、脂溶性ビタミンの吸収不良や消化器の異常が起きる。脂溶性ビタミン（ビタミンA、D、E、K、ベータカロテン）をきちんと吸収するためには、腸内に胆汁がなくてはならないのだ。脂溶性ビタミンが十分に得られないことの影響は、すぐには気づかないかもしれないが、時間とともにさまざまな形で表れる。

一方、中鎖脂肪酸の代謝には胆汁も膵酵素も必要としない。だから胆嚢を摘出した人や、脂質の消化に問題がある人には、ココナッツオイルが大いに役立つのである。

慢性疲労症候群

ココナッツオイルは現在、慢性疲労症候群の治療法としては最も効果があるもののひとつかもしれない。慢性疲労症候群は、かつては単なる想像の産物と考えられていたが、今では立派な病気と認識されている。その原因は今でも謎に包まれているが、この病気への関心は高まるばかりだ。推定では、アメリカで３００万人、世界中では９０００万人が慢性疲労症候群にかかっている。

この病気の特徴は、比較的突然に激しい疲労感に襲われることで、感染性疾患がそれに続く場合が多い。ほかに症状には次のようなものがある――筋力低下、頭痛、健忘、精神錯乱、繰り返される感染症、微熱、リンパ腺の腫れ、軽く体を動かしただけで極度に疲労する、鬱、不安発作、めまい、発疹、アレルギー、自己免疫反応など。症状が６カ月以上続くようならば、慢性疲労症候群の可能性が高い。

症状の程度は行ったり来たりすることが多い。一時的に「回復」して、しばらくは普通に行動できても、すぐにまた症状がぶり返すこともある。自分が慢性疲労症候群であることに気づかない人も多い。自分の症状を、年齢やストレス、季節性のものと思い込んで、問題を解決しようとはしないのだ。

この病気の原因は今でもわかっておらず、それを見つけるための医学的な検査も存在しない。したがって治療法もわかっていない。今のところ、慢性疲労症候群には単独の原因があるわけではなく、さまざまな要因によるものであると考えられている。複数の慢性感染症が免疫系の働きを低下させ、体からエネルギーを奪う結果と考える人もいる。栄養不足、過度のストレス、食べ物や環境に含まれる有害物質、そして慢性の感染症などはどれも、組み合わさって免疫機能を弱め、エネルギーを枯渇させる。免疫系の機能低下が第一の原因と考える人は多い。

カリフォルニア州サンタモニカのマーリー・スザー医学博士は、「慢性疲労症候群は、風邪やインフルエンザのような気道感染を引き起こすごく普通のウイルス感染から始まることがある。風邪やインフルエンザの原因になるウイルスには2300種類あり、そのうちの一種に感染して体がそれを排除できなければ、慢性の感染症になる。まさにそれが慢性疲労症候群の症状なのだ――インフルエンザが治らずにずっと続いているのである。私はこれを、『慢性化したインフルエンザ』と呼ぶことがある」と言っている。

慢性疲労症候群の原因となるウイルス、細菌、真菌、寄生虫はいくらでもある。可能性が一番大きいのは、ヘルペスウイルス、エプスタインバーウイルス、カンジダ菌、そしてランブル鞭毛虫だ。感染症の中には、特にヘルペスなど、一生続くものもある。たとえばヘルペスウイルスに感染していると、口唇疱疹や陰部疱疹ができる。疱疹は一時的に消えることはあっても、体の免疫機能が（特にストレスで）低下すれば、再び発症する。

エプスタインバーウイルスはヘルペス科ウイルスのひとつで、単核症の原因となる。キスすることで感染するので、キス病と呼ばれることも多い。いったん体内に侵入したウイルスは白血球を攻撃する。治癒には、4週間から6週間の安静が必要だ。体の免疫システムがウイルスを克服するのにそれだけの時間がかかるのである。その後2、3カ月間は、患者は鬱状態になったり、エネルギーが不足したり、一日中眠かったりする。この状態が慢性的な程度でずっと継続し、慢性疲労症候群になることがある。

風邪やインフルエンザを起こすウイルスも、慢性疲労症候群の原因となる慢性的な感染症を引き起こす。ウイルス感染した人は抗生物質を処方されることが多いが、ウイルスを殺すことができる抗生物質は存在しない。風邪、インフルエンザ、その他のウイルス感染症にかかったとき、私たちにできるのはただ、無理をせず、免疫系に働いてもらうことだけだ。ウイルス感染で苦しんでいる人に医者が抗生物質を処方することが多いのは、ほかにできることがないからなのである。抗生物質にはプラシーボ以上の効果はなく、患者に、自分は回復を早めるために何かしている、と思わせるだけなのだ。もう長いこと、医師の間ではこれが標準的な施術になっているが、問題は、患者の金を無駄にして意味のない投薬治療を行っているということだけでなく、抗生物質が患者の害になる場合があるという点だ。

抗生物質使用による副作用のひとつはカンジダ症である。抗生物質は、腸管の中でイースト菌と場所を奪い合い、カンジダ菌の数を抑えて比較的害のない状態にしておいてくれる善玉の細菌を殺してしまう。すると、イースト菌が好きなだけ増殖して全身性カンジダ感染を起こす。カンジダ菌感染は慢性化し、免疫系に負担をかけて体のエネルギーを奪い、長期間にわたる疲労感と健康障害につながる。

第4章で説明したように、ランブル鞭毛虫症の症状は、しばしば慢性疲労症候群と診断される。軽度の細菌感染症もまた、体のエネルギーを奪い、慢性疲労症候群の原因となる場合がある。だが軽度の感染症を正確に診断するのはほとんど不可能と言っていい。原因の一部がウイルスなら、できることはほとんどない——ウイルス性疾患を治癒できる薬はないのだ。間違った投薬は症状を悪化させる可能性があるので、抗生物質やその他の薬剤をあれこれ試すのは賢明な対処法と言えない。

ではどうすればいいのだろう？　慢性疲労症候群には、ココナッツオイルが決定的な解決策になるかもしれない。**ココナッツオイルに含まれる脂肪酸は、慢性疲労症候群の原因となり得**

るヘルペスウイルス、エプスタインバーウイルス、カンジダ菌、ランブル鞭毛虫、その他さまざまな感染性微生物を殺すことができる。医師によっては、どれか特定の病原菌や微生物が問題なのではなく、免疫機能を低下させるいくつかの要因や状況の組み合わせが慢性疲労症候群につながるのだと考える者もいる。彼らによれば、慢性疲労症候群を克服する鍵は免疫機能を強化することだ。ここでもココナッツオイルがその答えかもしれない。ココナッツオイルは、体から有害な微生物を駆除することで、免疫系を補助し、体にかかるストレスを低減する。体のエネルギーを浪費する有害な微生物が少なければ、免疫系はよりよく機能できるのだ。

ココナッツオイルはまた、すばやくエネルギーになり、代謝を促進する。エネルギーが上昇すれば、元気が出るだけでなく、治癒も早くなる。体の代謝率が高いほど免疫系の機能が高まるので、体はより迅速に怪我や病気から治癒・回復できるのだ。大工が家の修理をしているようなものと思えばいい。大工が疲れていて仕事が遅ければ修理には時間がかかるし、元気があって仕事を早く終わらせたがっていれば、修理はあっという間に終わるだろう。代謝機能が高まっているときの私たちの細胞は、元気でやる気満々の大工のようなものだし、代謝機能が低下していれば、細胞の働きも遅くなって、体の治癒・回復にも時間がかかるのだ。

「自分が慢性疲労症候群だと思ったことはありませんでした。私は健康だったし、食生活も健全だと思っていました――脂肪は少なく、果物と野菜と未精白の穀物をたっぷり。でも40代半ばにさしかかるにつれて、エネルギーがどんどん低下していることに気づいたんです。少しばかりの庭仕事さえ億劫《おっくう》になりました。2時間ほど仕事をするとヘトヘトになって、回復するのに2日かかるんです。私の仕事はデスクワークなんですが、毎日午後8時には疲れ果てていました。床に着く時間がどんどん早くなりました。生活のペースが落ちて、私は昔のようなエネルギーがなくなったのを淋しく思っていました。でもそれはみな、歳をとった結果なのだと思っていました。

でもそのうち、不思議に思い始めました。私よりずっと年上なのに、私よりずっと活動的でずっとエネルギーに満ちている人たちを見て、私は何かがおかしいのではないかと思ったんです。私は自分の健康状態を改善する方法を模索し始めました。ココナッツのことを知って、ほかの油の代わりにココナッツオイルを使い始めました。何の病気を治すため、というのではなく、ただ全体としてより健康になりたかったんです。数カ月後、以前のようなエネルギーが戻ってきたのを感じました。もう8時に寝たいとは思わなくなり、11時まで平気で起きていられるようになりました。睡眠時間は減っても活力が増したんです。その改善はすごくゆっくり起きたので、数カ月経つまで変化に気がつきませんでした。それがココナッツオイルと関係があるかもしれないと思ったのはもっとあとでした。**ココナッツオイルを使い始めてからは、以前のように、昼間気だるく感じることもありません。以前よりエネルギーがあって、たくさんのことをこなせます。良い気分です**」

ブライアン・M

エイズの予防と治療

20年以上の研究努力を経てもなお、エイズの流行は衰えを見せない。進行を遅らせる薬が開発されはしたが、ほかのウイルスの場合と同様に、治療法はない。だが希望はある。**中鎖脂肪**

酸の研究において、最もエキサイティングかつ活発に研究が行われている分野のひとつは、HIV感染患者の治療なのである。HIV（ヒト免疫不全ウイルス）の脂質膜は、ほかの微生物の多くがそうであるように、中鎖脂肪酸に弱いのだ。

1980年代、実験室で培養されたHIVを使った研究で、**中鎖脂肪酸、中でもラウリン酸とカプリン酸にはHIVを殺す効果があることがわかった**。それによって、現在使われている抗ウイルス薬よりもはるかに安全なエイズの治療法が見つかる可能性が出てきたのである。

HIV感染の治療に使われている抗ウイルス剤の問題のひとつは、望ましくない副作用があるということだ。たとえば筋肉の消耗、吐き気、嘔吐、食欲不振、骨髄抑制、潰瘍形成、出血、皮膚発疹、貧血、疲労、そして精神機能の変化などである。もうひとつの問題は、エイズウイルスに対する耐性ができ、薬が効かなくなることが多いということだ。患者によって、薬が効かなくなるウイルスの種類は組み合わせが異なる。こうした薬に耐性がある超ウイルスを殺すために医師たちがとるアプローチは、強力なエイズ治療薬を混ぜ合わせた混合物を作る、いちかばちかの治療法だ。そして使用される薬剤の種類が多ければ、望ましくない副作用のリスクもそれだけ増える。

HIVの治療に使われる、ウイルスの遺伝物質を攻撃する標準的な薬剤とは違って、**中鎖脂肪酸は単純に、ウイルスをバラバラにする。**ウイルスの脂質膜を構成するほかの脂肪酸と同じように、中鎖脂肪酸はウイルスによって吸収され、やがて脂質膜は弱くなり、ついにはウイルスはバラバラになって死んでしまうのだ。この仕組みそのものに対する耐性がHIVに生まれるとは考えにくいから、中鎖脂肪酸はどんな種類のHIVでも攻撃し、無力化することができる。

相手が遺伝子学的には薬に耐性をもつ超ウイルスだろうと、同じことだ。

これまで、多数のHIV感染患者が、ココナッツを食べたりココナッツミルクを飲んだあとでウイルス負荷量(血液中のウイルス数)が減少し、全体として健康状態が改善したと報告している。ココナッツを食べるようになってほんの数週間でウイルス負荷量が検出不能なレベルまで減少したという人もいる。

HIV患者の治療におけるココナッツオイルの有効性を示す初めての臨床研究は、フィリピン大学薬理学部の名誉教授で、元フィリピン科学技術アカデミーの委員長、コンラド・デイリット医学博士によって報告された。彼の研究では、22歳から38歳のHIV患者14人が3つのグループに分けられた。研究の期間中、患者はココナッツオイルのほかには抗HIV治療は一切受けなかった。研究では、モノラウリン（ココナッツオイルに含まれるラウリン酸のモノグリセリド）と純粋なココナッツオイルが比較された。3グループのうちのひとつ（4人）には一日22グラムのモノラウリンが与えられた。2番目のグループ（5人）には7・2グラムのモノラウリンが、そして3番目のグループ（5人）にはココナッツオイル大さじ3・5杯が与えられた。3番目のグループに与えられたココナッツオイルには、1番目のグループに与えられたモノラウリンとほぼ同量のラウリン酸が含まれていた。3カ月の治療のあと、ウイルス負荷量が減少した患者は7人だった。6カ月後に研究が完了したときには、14人中9人（1番目のグループの2人、2番目のグループでは4人、3番目のグループの3人）の患者のウイルス負荷量が減少した。体重が増加し、健康状態に改善が見られた患者は11人だった。この研究結果は、ココナッツオイルがＨＩＶに効くという、実験室で見られた結果や事例報告を裏づけ、モノラウリンとココナッツオイルがともにＨＩＶ感染症の治療に効果的であるという主張にしっかりした臨床的証拠を提供したのである。現在、ＨＩＶ感染症／エイズの治療におけるモノラウリンとココナッツオイルの使用についてより詳しく調べるため、さらなる研究が行われている。

残念ながら、ココナッツオイルと、ココナッツオイルから派生する脂肪酸は、簡単に手に入価格が安い、ということが、エイズその他のウイルス性疾患治療薬としての使用に関する研究を遅らせている理由だ。入手が容易な天然の物質は、特許で保護して法外な価格をつけることができないため、製薬会社にとってはその研究に資金を提供する金銭的動機がないのである。

現在、HIVを抑えるための投薬治療は、ひとり当たり年間1万5000ドルを超えることもある。HIVに感染した数百万の人びとのすべてがそれに近い金額を治療に使うとしたら、製薬会社がどれほど儲かるかはすぐにわかるだろう。この金脈を失うような治療法を支持することを彼らが渋るのも無理はない。

HIV感染患者は、栄養失調と、繰り返される感染症に悩まされることが多い。病気の進行とともに感染症への抵抗力は弱まっていく。すると、サイトメガロウイルス、カンジダ菌、クリプトスポリジウムなど、感染の機会を虎視眈々と狙っている微生物がすぐに広がってしまう。やがて体中が感染症による打撃でめちゃめちゃになり、生存不能となる。ココナッツオイルに含まれる脂肪酸は、HIVのウイルス負荷量減少の機会を提供するだけでなく、その他の有害な微生物も殺す。ラウリン酸をはじめとする中鎖脂肪酸が消化を助け、エネルギーを高めるという事実と相まって、総合的な健康状態が改善されるのである。

HIV感染者のウイルス負荷量が高いと、エイズに進行するスピードが速くなることを、現在までの研究は示唆している。ウイルス負荷量が検出不能なレベルまで減少すれば、エイズ発症を回避できる可能性が大幅に高まるし、他者への感染の可能性は低くなる。ジョンズ・ホプキンス大学で行われた近年の研究は、ある個人が持つウイルス個体の数が他者への感染率を決定することを示した。ウイルスコピー数（血液1ミリリットル中のウイルス個体数）が20万である患者がHIVを他者にうつす確率は、ウイルスコピー数が2000である患者の2・5倍であることがわかったのである。ウイルスコピー数が1500以下である患者からは、他者への感染は見られなかった。

現在、研究者の中には、HIV感染者のウイルス負荷量を有意に減少させるため、一日24グラムから28グラム相当のラウリン酸をとることを勧める者がいる。これはココナッツオイル大さじ約3・5杯（50グラム）にあたる。いつの日かラウリン酸がエイズの治療薬となるかどうかはまだわからないが、ラウリン酸がHIVに感染した人のウイルス負荷量を減少させ、彼らがより普通の生活を送り、ほかの人への感染リスクを大幅に減らせるということは証明されている。普段の食生活に十分なラウリン酸が含まれ、HIVに触れる機会が少ない人ならば、そもそも感染を予防することも可能かもしれない。

ガン

女性の8人に1人は乳ガンに、男性なら9人に1人は前立腺ガンにかかる可能性がある。アメリカでは、現在生きている人の3人に1人が、この先何らかのガンを発症する。ガンは心臓病に次いで死因の第2位であり、心臓病と同様に、確実な治療法はない。治療はガンそのものと同じくらい危険であることが多い。ガンに対する最良の防護は予防であり、ほとんどのガンは予防が可能である。

私たちはひとり残らず、体内にガン性細胞を持っている。だが全員がガンを発症して死ぬわけではないのは、これらの細胞が手に負えなくなる前に免疫系が破壊するからだ。免疫系がきちんと機能している限り、ガンを恐れる必要はない。免疫機能を強化してガンを防ぐためにできることはいくつもある。たとえば健康な食生活、定期的な運動、ストレスの軽減、十分な休息などだ。また、タバコや、熱損傷した植物油など、ガンを促進するものは避けるべきである。

第2章で説明したように、精製植物油は免疫機能を低下させ、ガンの発達を促すフリーラジカルを生成する。

免疫系を強化するためにあなたにできることがもうひとつある。定期的にココナッツオイルをとることだ。特に、ほかの油の代わりにココナッツオイルをとることで、ガンを発病するリスクを大幅に減らすことができる。

私たちは常に厄介な病原菌に囲まれており、その多くが私たちの体内に入り込む。免疫系の一部である白血球は間断なく、侵入してくる微生物と戦い、異常細胞やガン細胞を排除している。病原菌の数が多すぎたり免疫系にストレスがかかっていたりすると、白血球が過重労働になる。免疫系にストレスがかかると、ガン細胞を効率よく排除することができない。するとガン細胞は、好きなだけ成長し、増殖するのである。

ココナッツオイルには、免疫機能を高める効果がある。中鎖脂肪酸は、骨髄内の白血球生成を促進するのだ。その結果、感染症を防ぎ、ガン細胞の増殖を阻止する白血球の数が増える。

このことと、中鎖脂肪酸がもつ抗微生物作用とが相まって、体内から病原菌が排除され、免疫系のストレスが軽減される。体内に侵入してくる微生物の多くは、中鎖脂肪酸に殺されるからだ。問題を起こす細菌の数が減れば白血球の手が空いて、ガン細胞を探して破壊することができる。こうしてココナッツオイルは、白血球が有害物質やガン細胞の排除に集中できるようにし、それによって病気を防ぐのである。つまり、ガンとの戦いにおけるココナッツオイルの主な役割は免疫系のストレスを軽減させることで、それによって白血球がより効率良く働き、ガン細胞は暴走できなくなるというわけだ。

ココナッツオイルは、免疫機能を高めるだけでなく、ガンの種類によっては治癒に積極的な役割を果たすようである。スリランカの国立医学研究所で血清学部門を率いるロバート・L・ウィクラマシンハ博士によれば、**ココナッツオイルには強力な抗発ガン作用がある。**動物実験において、大腸ガン、乳ガン、皮膚ガンなどの原因となる発ガン物質の活動をココナッツオイルが抑制することが示されたのである（Reddy, 1992 及び Cohen and Thompson, 1987）。実験動物に化学的にガンを誘発させようとしたところ、餌にココナッツオイルを加えるとガン発生が阻害されたのだ。大豆油、コーン油、キャノーラ油、オリーブオイルなど、ココナッツオイル以外の油ではこの効果は見られなかった。むしろ、ほとんどの植物油は酸化して発ガン性のあるフリーラジカルを生成しやすいため、ガンの発生を促進することがわかったのである

(Hopkins, 1981)。中鎖脂肪酸には抗酸化物質のような作用があって、フリーラジカル反応を防ぎ、さまざまな種類のガンから体をまもるように見える。ガンが心配なら、今調理に使っている油をココナッツオイルに替えるのが賢明だろう。

糖尿病

糖尿病は、現代社会が抱える多くの問題のひとつだ。この100年で糖尿病の発生率は上昇し、アメリカでは死因の第6位になっている。糖尿病は死因となるばかりでなく、腎臓病、心臓病、高血圧、脳卒中、白内障、神経損傷、聴力損失、失明などの原因にもなる。推定では、アメリカ人の45パーセントが糖尿病にかかる危険性がある。

糖尿病の原因は、血糖（ブドウ糖）の代謝不良である。すべての体細胞には、代謝の燃料として、常にブドウ糖がなくてはならない。ブドウ糖は、体細胞の成長や修復といったプロセスの動力として使われるのである。私たちが食事をとると、消化器系が食べ物の多くをブドウ糖に変換し、血液中に放出する。膵臓が分泌するホルモン、インスリンが、細胞膜上にある入り口の鍵を開け、そこからブドウ糖が細胞内に入る。ブドウ糖が細胞内に入るためにはインスリンが絶対不可欠だ。血液中のブドウ糖が飽和レベルに達していても、十分なインスリンがなければ、細胞はブドウ糖を手に入れることはできない。糖尿病の場合のように、細胞に継続的かつ十分な量のブドウ糖が供給されなければ、細胞は文字どおり飢えて死んでしまう。すると、組織や内臓の機能が衰える。糖尿病から併発する問題はみな、これが原因である。

糖尿病には大きく分けて2つの型がある。1型糖尿病と2型糖尿病だ。1型糖尿病は、インスリン依存性、または若年性糖尿病とも呼ばれ、通常は子どものときに、膵臓が十分な量のインスリンをつくれないことが原因で発症する。2型糖尿病は普通、成人に発症するので、インスリン非依存性糖尿病、または成人発症型糖尿病と呼ばれる。2型糖尿病の場合、膵臓が分泌するインスリンの量は正常でも、インスリンの働きに対する細胞の感受性が低下して（抵抗性が高くなって）、ブドウ糖を細胞内に送り込むために、より大量のインスリンを必要とする。これをインスリン抵抗性という。

1型糖尿病では、ブドウ糖をすべての体細胞に運搬するのに十分なインスリンを膵臓が分泌できない。治療としては、一日に1回かそれ以上インスリンを注射すると同時に、厳格な低糖ダイエットを行わなければならない。一方、糖尿病患者の約90パーセントは2型で、そのうちの85パーセントは肥満している。糖尿病は、発病にも治療にも食生活が重要な役割を果たす。つまり、私たちが食べるもの次第で、糖尿病にかかりやすくもかかりにくくもなるのである。

太平洋諸島で伝統食を食べている人びとには、糖尿病はついぞ見られない。ところが、彼らが伝統食を捨てて西洋式の食生活に切り替えると、糖尿病の発生率が上昇する。南太平洋に浮かぶナウル島に興味深い事例がある。昔からずっと、バナナ、ヤムイモ、それにココナッツを主とする食生活を送ってきた島民には、糖尿病患者はひとりもいなかった。ところが、島でリン鉱床が見つかると、大金が島に流れ込み、人びとの暮らしを変化させた。島民は代々食べてきたココナッツとヤムイモの代わりに、精製された小麦粉や砂糖、それに精製植物油でできた食べ物をとるようになった。その結果、それまで聞いたこともなかった病気、糖尿病が発生したのである。世界保健機関（WHO）によれば、現在、ナウル島の都市部に暮らす30〜64歳の住民の半数が糖尿病である。

医者は糖尿病患者に、低糖、低脂肪の食事をとるよう勧める。糖だけでなく脂肪摂取量を減らすのは、体重を落とすためである。糖尿病にとって過剰体重は非常に危険なので、体重を落とすことが何よりも重要なのだ。低脂肪食をとるもうひとつの理由は、糖尿病の結果起こりやすい心臓病のリスクを軽減するためだ。だが脂肪摂取量を最低限に抑える一番の理由は、脂質の中に――酸化した油は特に――糖尿病を悪化させるだけでなく、その原因となるものがあるということだ。

研究によって、精製植物油の過剰摂取が糖尿病につながるということがわかっている。古くは1920年代に、S・スウィーニー博士が、自分が教える医学生に、植物油を大量に含む食事を48時間にわたってとらせ、その全員が可逆的な糖尿病になったのである。学生の中にはそれ以前に糖尿病であった者はひとりもいなかった。より近年の研究では、実験動物に多価不飽和脂肪酸を多量に含む餌を与えることにより、糖尿病を発症させている（Parekh, 1998）。その後、単に脂肪摂取量を制限することによって、実験動物は2型糖尿病から回復した。同様に、人を対象にした臨床研究でも、低脂肪食をとることによって糖尿病からの回復が見られた。

現時点では、あらゆる脂質を制限することが推薦されている。オリーブオイルなど、一価不飽和脂肪酸を多く含む油は、糖尿病を悪化させることはないようなので多少の摂取は許されるが、オリーブオイルも含め、すべての油はカロリーが高いので勧められない。飽和脂肪酸を多く含む油が制限されるのは、心臓病のリスクを高めると考えられているからだ。**だが一番の悪者は、多価不飽和脂肪酸を豊富に含む油であるように見える。**食事からとり入れられた多価不飽和脂肪酸が細胞組織の中に入り込むと、細胞の、インスリンと結合する力が弱くなり、その結果、ブドウ糖を取り込む力も弱くなる。言い換えれば、ブドウ糖が細胞に入るのに使う細胞膜上の扉の「錠前」が、多価不飽和脂肪酸のとりすぎによって壊れてしまうのだ。するとインスリンは扉を開けることができなくなる。多価不飽和脂肪酸を多く含む油は、酸化しやすく、フリーラジカルによるダメージを受けやすい。そして、多価不飽和脂肪酸を含め、すべての脂質は細胞膜をつくる材料として使われる。酸化した多価不飽和脂肪酸が細胞壁に使われると、細胞の働きに悪影響を与え、ホルモン、ブドウ糖、その他の物質が細胞を出たり入ったりできなくなってしまう。だから、多価不飽和脂肪酸の含有量が高い精製植物油が多量に含まれる食事は、糖尿病を促進させるのだ。一方、そういう油を含まない食事は、糖尿病の症状緩和に効果がある。

糖尿病患者が心配せずに食べられる油がひとつある。ココナッツオイルである。ココナッツオイルは糖尿病につながらないばかりか、血糖値の調節を助け、糖尿病による影響を軽減させ

る。中鎖脂肪酸は、血糖値やインスリンの量に悪い影響を与えることなく、必要なエネルギーを細胞に提供することができるのだ。ココナッツオイルはまた、代謝の調整を助けるので（第5章を参照のこと）、体がより多くのカロリーを燃焼し、体重減少を促して、糖尿病を抑えやすくする。

この章の前半で述べたように、**ココナッツオイルの消化には膵臓がつくる消化酵素を必要としない。そのため、インスリンが最も大量に分泌される食事中に膵臓にかかるストレスが小さくなり、膵臓はより効率的に機能できる。**また、ココナッツオイルは酵素もインスリンも必要とせずに簡単に吸収されるため、細胞にエネルギーが届きやすい。それによって、インスリンの分泌や利用が促進されることがわかっている。食事に含まれるココナッツオイルは、ほかのオイルと比べ、インスリン作用を高め、結合親和力を増強するのである。

『Journal of the Indian Medical Association（インド医師協会ジャーナル）』誌の報告によれば、インドでは、人びとがココナッツオイルのように伝統的に使われてきた油を捨てて、「心臓に良い」という触れ込みで売り込まれた、多価不飽和脂肪酸を多く含む植物油を使うようになってから、2型糖尿病が増加した。この報告の著者は、多価不飽和脂肪酸を多く含む油と糖尿病に関係があることを指摘し、糖尿病の予防対策としてココナッツオイルの摂取を増やすことを勧めている。

肝臓病

肝臓は体の中で最も重要な臓器のひとつだ。肝臓には解毒作用があり、タンパク質と脂質を合成し、ホルモンを分泌し、ビタミンとミネラルを貯蔵し、消化に必要な胆汁を生産するほか、体の健康保持に欠かせない数多くの機能をもっている。肝臓が病気になると、健康を脅かすさまざまな状態が発生する。最も一般的な肝臓の病気は肝炎と肝硬変だ。どちらも命取りになりかねない病気である。肝炎の原因はいろいろある。アルコール、ドラッグ、ウイルスや細菌などもその一部だ。A型、B型、C型と呼ばれる3種類の肝炎はウイルス感染によって起きる。肝炎に最もダメージを与える敵はウイルスとフリーラジカルだが、定期的なココナッツオイルの摂取によって、そのどちらからも身をまもることができる。

A型肝炎ウイルスは糞便に潜み、衛生状態が悪いと感染する。アメリカでは、若年成人の約

40パーセントがA型肝炎ウイルスに接触したことがあると推定されている。衛生状態が悪い国では、ほとんどすべての人がこのウイルスに接触したことがある。B型肝炎ウイルスとC型肝炎ウイルスは、主に性交渉、または麻薬常用者が注射針を共有することで感染する。どちらもA型肝炎より発生頻度は低いが、アフリカとアジアの一部地域では、人口の20パーセントがB型肝炎にかかっているところもある。アメリカではB型肝炎の罹病率は約1パーセントだ。C型肝炎はこの3種の中で最も重い疾患で、肝硬変に転じることが多い。

肝硬変の原因は、慢性肝炎からの進行、アルコールやドラッグの乱用、あるいはウイルス感染である。肝硬変は、細胞が広く破壊・損傷されることが特徴の非可逆的な疾患だ。アルコール依存症の人や肝炎患者に起きる肝臓のダメージは、主にフリーラジカルの破壊作用によるものであり、肝臓の機能に深刻な影響を与え、治療しなければ、臓器不全、そして死につながる。

ココナッツオイルは肝臓の健康に大きく貢献することが、研究で明らかになっている。中鎖脂肪酸は消化管からまっすぐ肝臓に送られて、さまざまな形で肝臓の働きを助けるのである。たとえば、中鎖脂肪酸は肝炎の原因となるウイルスを無力化し、免疫系が危険な感染症を防ぐ助けとなる。

中鎖脂肪酸はフリーラジカル生成に耐性があるばかりか、肝臓内でフリーラジカルが生成されるのを防ぐ。河野寛医学博士らによる研究によれば、中鎖脂肪酸は、フリーラジカルの生成を抑制し、脂肪の蓄積を減少させることによって、アルコールによる肝臓損傷を防ぐのである。

ほかにもいくつかの研究で、ココナッツオイルやパームカーネルオイルに含まれる脂肪酸が、アルコールを原因としたフリーラジカルによる損傷や細胞死滅から肝臓をまもる、という結果が示された。これは、ココナッツオイルやパームカーネルオイルの使用は肝臓の損傷を防ぐだけでなく、病変した組織を回復させることもできるということを示唆している。A・ナンジ博士などの研究者は、アルコール性肝臓疾患の食事療法として、中鎖脂肪酸でできた油を使うことを提案している。

脂肪分の多い食事をとることは、過剰な脂肪が肝臓に蓄積する病気、脂肪肝につながるとされてきた。その犯人は主に、多価不飽和脂肪酸を多く含み、水素添加された植物油である。食事に使われる油は、その種類によって、脂肪肝を進行させもするし予防もする。ココナッツオイルは脂肪肝の原因にならず、むしろ脂肪肝を防ぐことができるという結果を示す研究が多数ある。たとえば、インディアナ州エバンズビルにあるミード・ジョンソン研究所、栄養調査部門のリチャード・トイラー博士のチームは、脂肪肝の治療法としてココナッツオイルが有効であることを示してみせた。ただし、ココナッツオイルに否定的な人の中には、ココナッツオイルが肝臓に脂質を蓄積させる可能性もあることを示す研究が少数あることを指摘している。この食い違いはどこから来るのだろう?

否定的な結果を示す研究は、「ココナッツオイル」の研究といってはいるが、その詳細を読めば、実験に使われたのが、食料品店で買ったり新鮮なココナッツから採れる普通のココナッツオイルとは違うということがわかる。ココナッツオイルによって脂肪肝が発症したとする研究はすべて、水素添加したココナッツオイルを使っているのだ。水素添加された植物油は、原料が何であれ、どれも脂肪肝の原因となり得る。水素添加されたココナッツオイルで同じことが起きたとしても驚くにはあたらない。脂肪の蓄積は、水素添加の過程で有害なトランス脂肪酸が発生した結果起きるのだ。このこともまた、あらゆる水素添加植物油を避けるべき理由である。食品のラベルに記載されている成分を確かめる習慣をつけよう。

泌尿器の病気

泌尿器には、腎臓、膀胱、尿管（腎臓と膀胱をつなぐ管）、尿道（尿を膀胱から排出する管）があり、私たちの健康に欠かせない数々の機能を果たしている。泌尿器のうち、一番の働き者は腎臓だ。腎臓は、私たちの体液の量、組成、pHを調節する。そのために腎臓の濾過システムは、毎時約60リットルの血液を処理する。過剰な水分や老廃物を濾過して取り除き、それが尿になって徐々に膀胱に溜まり、やがて排出されるのである。

腎臓病というのは、腎臓が効率的に血液中の老廃物を濾過して排出できなくなったことをいう。それにより、高血圧になったり、体内のpHと電解質のバランスが崩れたり、溜まった老廃物が血液成分に深刻な影響を与えたり、最終的には腎不全、そして死を招いたりする。腎臓病は急性のものも慢性のものもある。急性腎臓病では腎機能が急速に失われる。慢性腎臓病の場合、状態はゆっくりと悪くなり、明らかな症状となって表れるまでに数年かかる。急性腎臓病も慢性腎臓病も腎不全につながる場合がある。腎臓病を引き起こす2大原因は糖尿病と高血圧だが、腎臓病のもうひとつの原因に、膀胱感染症の放置がある。膀胱感染症を放っておくと、感染は尿管を辿って上方へと広がり、腎臓を襲うのだ。アスピリン、イブプロフェン（商品名はモトリン、アドヴィル）、アセトアミノフェン（商品名タイレノール）といった一般的な薬をのみすぎても、慢性の腎臓損傷を起こすことがある。

腎臓病に一般的な2つの特徴は、炎症と、酸化ストレス（フリーラジカルの損傷作用が過剰になった状態）だ。どちらも、腎臓機能を損なう大きな原因となる。**急激に進む炎症を鎮め、酸化ストレスを緩和させることができるものなら何でも、腎臓病予防の役に立つ可能性がある。そしてココナッツオイルがまさにそれなのだ。ココナッツオイルには、抗炎作用と抗酸化作用の両方があることがわかっている**（Intahphuak, 2010）。研究の結果は、ココナッツオイルが腎臓病の予防に大きく貢献する可能性を示している。

急性腎不全の患者に与えるのに最善の食べ物を模索していた研究者らは、長鎖脂肪酸トリグリセリドを含む油と中鎖脂肪酸トリグリセリドを含む油を実験用マウスに与え、その結果を比較した。マウスには人工的に急性腎不全が誘発された。すると、マウスは長鎖脂肪酸トリグリセリドを濾過して体内から排出することができなかった一方、腎臓の障害が重度の場合でさえ、中鎖脂肪酸トリグリセリドは問題なく濾過することができたのである。中鎖脂肪酸トリグリセリドが取り除かれた率では、健常のマウスと急性腎不全のマウスの間に統計的に有意な差は見られなかった。この研究結果は、中鎖脂肪酸トリグリセリドの方が腎臓にかかる負担がはるかに少なく、急性腎不全の患者がとる食物脂肪源としてより優れていることを示している（Ge, 2002）。

中鎖脂肪酸トリグリセリドは、機能が低下した腎臓にかかる負担を減らすだけでなく、腎臓が傷つくのを防ぐ可能性もある。別の研究で、腎不全を誘発した実験用マウスにココナッツオイルを含む餌を与えたところ、強い防護作用があったのである。ココナッツオイルは腎臓へのダメージを減らし、マウスの生存期間を延ばした（Monserrat, 1995）。

さらに、ココナッツオイルに含まれる中鎖脂肪酸がもつ抗微生物作用は、尿路感染症を防ぎ、治療効果さえあるかもしれない。ある女性が私のところに、その朝気づいた膀胱感染症の相談にやって来た。私はココナッツオイルのことを教え、彼女はすぐにココナッツオイルをとり始めた。それ以外には何の治療もせずに、感染症は2日で消えてしまった。それ以来私は膀胱感染症患者にココナッツオイルを勧め、良い結果をあげている。

前立腺肥大

あなたが男性なら、一生のうちに何らかの形で前立腺の問題に直面する可能性は高い。最も一般的なのは良性前立腺過形成（前立腺肥大）だ。40〜59歳の男性の半数近く、70代と80代では90パーセントもの男性が、何らかの前立腺肥大症状をもっている。もはや、老化現象につきものであると言ってもいい。ただし前立腺肥大は、単に歳をとった結果ではない――生活習慣や食べ物が大きく影響するのである。こうした状況が大きな問題になっているのは西洋化した国だけだ。経済的に豊かでなく、地元で食べ物を生産して食べている地域では、前立腺の問題はそれほど大きくないように見える。前立腺肥大の正確な原因はわかっていないが、近年の脂質研究によれば、ココナッツオイルはその予防と治療に効果があるかもしれないのである。

男性が歳をとると、男性ホルモンであるテストステロンがジヒドロテストステロン（DHT）に変換されて前立腺に蓄積されると考えられている。これが前立腺細胞の成長を促し、前立腺が肥大して、膀胱から尿が排出される尿道を圧迫する。そのため、特に夜間に頻尿や排尿障害が起き、また前立腺の炎症を伴うことが多い。それ自体はガンではないのが普通だが、ガンになるきっかけともなり得る。

前立腺肥大の治療には、テストステロンがジヒドロテストステロンに変換されるのを防ぐのが合理的だ。フィナステライドという薬はそのためのもので、効果が上がっている。また、ノコギリヤシという薬草も一般的で、過剰なジヒドロテストステロンが有害に作用するのを防ぐ効果がある。アメリカ南東部に生えるこの亜熱帯植物の実は、フロリダの辺りに住んでいたネイティブアメリカンや初期の入植者の民間療法の中で、生殖器系の障害、泌尿器系の病気、風邪などの治療に使われていた。女性の場合は、母乳の出を良くしたり、月経痛をやわらげるのに使われた。

研究によれば、ノコギリヤシの実は前立腺肥大の症状を抑える効果が大きく、非常に安全である。プロスカー（処方されることが多い前立腺肥大の治療薬）と比べても、ノコギリヤシのほうが症状をやわらげる効果は大きい。4週間から6週間ノコギリヤシの抽出液をとった場合、（投与した量によって）最高90パーセントの被験者に効果が表れたという研究結果がある。これに対しプロスカーの場合は、まる1年間使用した患者のうち、症状が軽減されたのは37パーセントに満たなかった。また、ノコギリヤシには悪い副作用がないのに対し、プロスカーは、インポテンス、性欲減退、乳房肥大などの副作用を起こすことがある。ノコギリヤシは、代替医療関係者と従来の医療関係者の両方に、前立腺肥大の効果的な治療薬として認められている。これは現代医学もその有効性と安全性を認めるハーブのひとつなのである。

ノコギリヤシは亜熱帯植物であり、名前が示すとおり、ヤシ科の植物で、ココヤシの親戚だ。実際、ノコギリヤシの実はココナッツと似たところがある。ラウリン酸やミリスチン酸など、共通の脂肪酸を含んでいるのである。ラウリン酸はココナッツオイルに最も多く含まれる中鎖脂肪酸だが、ミリスチン酸もまた多く含まれている。研究によると、ノコギリヤシの実がもっている前立腺の保護作用もまた、主にこの2つの脂肪酸によるものだ。だとすれば、ノコギリヤシよりもはるかにこれらの脂肪酸を多く含むココナッツオイルもまた、前立腺肥大を防ぐだろうし、その効果はより高いはずだ。そして実際にそれが証明されているのである。

『Journal of Pharmacy and Pharmacology（薬学・薬理学ジャーナル）』誌で発表されたある研究によると、テストステロン誘発性前立腺肥大の治癒効果について、マウスを対象として、ココナッツオイルとノコギリヤシの抽出液が比較実験された。投与量が400ミリグラムの場合、ノコギリヤシは43・8パーセントに効果があったのに対し、ココナッツオイルはそれよりはるかに高い61・5パーセントに効果があった。ココナッツオイルの投与量を800ミリグラムに増やすと、その効率はなんと82パーセントに跳ね上がったのである。

「私はミズーリ州にある自然代替ウェルネスセンターで看護師をしています。**私はすべてのクライアントの治療に、基本的にバージンココナッツオイルを使います。**私がこれまで使ってきたサプリメントの中で、ココナッツオイルは最もパワフルなもののひとつです（私はヒーリングの仕事をして30年、自然療法にしてから20年になります）。ココナッツオイルはどんな血液型や体のタイプの人にも効果があります。ひとつだけ気をつけているのは、ココナッツオイルはとても強力で、体を急速に解毒するということです。私のクライアントの中には、小さじ1杯から始めてだんだんに量を増やさなければならない人もいました。解毒作用が、希望したよりも強すぎたためです。でもクライアントのほとんどは、初めから一日に大さじ3〜4杯のココナッツオイルをとることができますし、免疫機能やエネルギーのレベルが上がり、血糖値が安定し、甲状腺機能が向上し、体重が減り、頭脳明晰になり、感情的・精神的に安定するなど、すばらしい結果を得ています。**サプリメントとしてもすばらしいのですが、それだけでなく、基本的な食べ物として、現在調理に使っているココナッツオイル以外の油はすべてココナッツオイルにすべきです。これほどさまざまに役に立つ製品はほかに知りません。それに味も最高です！**」

マリー・D（看護師）

アルツハイマー病とその他の脳疾患

「早急に手を打たなければならないのはわかっていました。夫のブルースの症状は日に日に悪くなっていたんです。認知症が急激に進んでいました。夫は簡単な文をひとつ作るのも難しくなっていきました。何をしてほしいか私に伝えることができないんです。ほんの簡単な身の回りのこともできなくなりました。あのまま続いていたらどうなっていたかわかりません」。カナダのペイズリーに住むキャロル・フレットは言う。

その数カ月前、引退前は牧師であり、キリスト教を題材にした小説4冊の著者でもあるブルース・フレットは、心臓に炎症が起きる心内膜炎を患った。ブルースの場合、原因は真菌による感染だった。感染のために心臓の一部が破壊され、彼は心臓弁置換の手術を受けなければならなかった。感染は血液に広がり、脾臓、胆嚢、肝臓、そして脳が感染した。危篤状態に陥り、死にかけたことも2、3度あったが、なんとか生きながらえた。だが感染は彼の脳細胞を破壊し、認知症が残ったのである。医者はキャロルに、認知症が治る見込みはなく、彼が説教に立つことは二度とないだろうと言った。

ブルースは、読むこともできず、まともに話すことすらできなくなった。何をするにも助けが必要で、何もかもキャロルがしてやらなければならなかった。「夫はなくしたものと諦めました」とキャロルは言う。「小さな子どもの面倒をみているようでした」

ブルースは、ミニメンタルステート検査（MMSE）と呼ばれるテストを受けた。認知症患者について、認識機能障害の程度を検査し、診断し、観察するために使われるテストである。30問の質問があり、正解が25〜30問なら正常、20〜24問は軽度の障害、10〜19問は中程度、10

問未満ならば重度の認識障害とみなされる。ブルースは11問正解で、もう少しで重度の認知症というところだった。

認知症になった夫の世話をするストレスがキャロルにのしかかった。医者はブルースを養護施設に入れるよう勧めたが、キャロルにはそれはできなかった。ほかに解決策があるはずだった。キャロルはほかの方法が見つかるよう神に祈った。

翌日、フェイスブックで新しい友人ができた。その人は自分のページに、YouTube上にある、ココナッツオイルを使って夫のアルツハイマー病を改善させることに成功した女性医師のインタビュー映像へのリンクを貼っていた。その数週間前、キャロルはスーパーで衝動的にココナッツオイルを買ってあった。看護師に勧められたからだったが、彼女はそのことをすっかり忘れていた。

ビデオに触発されて、キャロルはブルースに大さじ2杯ほどのココナッツオイルを食べさせてみた。3時間経たないうちに、ブルースはここ数カ月なかったほど明瞭な口調で話し始めた。キャロルはそれから毎日ココナッツオイルを食べさせた。1カ月後、彼は自分の身の回りのことは全部自分でできるようになっていた——電話もかけられたし、コンピュータも使えたし、短い本を読むこともできた。1カ月前にはやってみようとも思わなかったことばかりだ。さらに彼は本棚さえ作り始めたのだ。

「夫が戻ってきたんです!」とキャロルは嬉しそうに言う。「今でも毎朝、ブルースが目を覚まして、混乱せずに私に話しかけてくれるたびに神様に感謝しています」

医者は驚いた。そしてもう一度ミニメンタルステート検査を受けるように指示した。ブルースには打つ手だてがない、と彼に判断させた、あのテストである。今回は、ブルースは30点満点中24点をとった。正常との境目だ。キャロルは医者に、自分の祈りが届いてココナッツオイルを使い始めたのだと話した。医者は笑ったりはせず、こう言った――「今していることを続けなさい、効果が出ているんだから」。

ブルースの状態は日に日によくなり、結婚式を執り行うなど、牧師の仕事も一部再開した。ブルースとキャロルは結婚して43年になるが、ココナッツオイルのおかげでこれからも末永く幸せに暮らせそうだ。

ココナッツオイルには確かにいろいろな効用があるが、認知症を治すなどということが可能なのだろうか? 信じられないかもしれないが、今ではココナッツオイルは、アルツハイマー病をはじめとする認知症の治療法として可能性があると考えられている。

アルツハイマー病は、最も一般的な認知症である。アルツハイマー病に伴う精神機能のゆっくりとした後退は、普通、ほとんど気づかないほどの記憶の欠落から始まって、やり慣れた仕事を計画したり実行したりすること、また論理的に考えたり判断を下すことができなくなっていく。最終的には記憶障害がひどくなり、まともな生活ができないほどになる。言葉を正しく言えなくなったり、気分や性格が変化することもある。興奮しやすくなったり、判断力が低下したり、精神錯乱、気分的な引きこもり、方向感覚の喪失、幻覚症状なども一般的だ。発作や失禁を起こし、常に誰かが付き添っていなければならない場合もある。そして最終的には死に至る。

アルツハイマー病は、60歳を超えてから発症する場合が多い。しかし、40代や50代で発症する人の数も増えている。アルツハイマー病患者は、診断から平均8年生きるが、それより短いことも長いこともある。その余命には、診断されたときの年齢や、ほかに健康上の問題があるかどうかが影響する。

アルツハイマー病は普通の老化現象の一部ではなく、不治の病である。アルツハイマー病患者の脳は、自然に歳をとった老齢者の脳とははっきりと異なっており、組織の変性、損傷、プラーク形成が著しい。

現時点では、アルツハイマー病に有効な治療法はない。アルツハイマー病と診断されるのは、死を宣告されたと同じことだ。治療といっても、症状の軽減に重点を置き、同時にアルツハイマー病を抱えての生活が少しでも管理しやすくなるような助けと支えを提供しようとすることしかできない。患者はアルツハイマー病の進行状態を逐一味わうほかはなく、最後には辛い死が待っている。

アルツハイマー病の根本的な問題は、脳が効率的にブドウ糖（血糖）を利用できず、エネルギーの生産ができなくなることである。この、エネルギー変換の不具合によって、脳細胞は飢餓状態になり、ストレスに耐える力が弱くなる。その結果、脳は急激に老化し、認知症に至るのである。

最近まで、認知症は一度なったら治らないものとされていた。一時は、私たちの脳細胞は再生できないものと考えられていたのである。私たちは、生まれたときに持っていた脳細胞を生涯使い続けるものと科学者らは考えていた。脳細胞が死ねば、それは永遠に失われるものと思われていたのだ。だが最近の研究で、それが間違っていたことがわかった。脳は、歳をとってからも新しい細胞をつくることができるし、事実つくっているのである。これは、正しい治療を施しさえすれば、認知症をはじめとする神経疾患は回復が可能であることを意味している。

幸い、効果的な治療法はある。そしてそれは、薬も手術も必要としない、食事を基本としたものだ。食べ物に含まれる炭水化物は、体内でブドウ糖に変換される。そして細胞がブドウ糖をエネルギーに変える。私たちが生存し、体が機能するために必要なエネルギーである。

食事と食事の間や、夜眠っているとき、あるいは断食中など、しばらく食べ物を口にしないでいると、血液中のブドウ糖値が下がる。けれども体細胞は絶えずエネルギー源を必要とする。そこで、細胞が必要とするエネルギーを維持するために、脂肪細胞から脂肪酸が放出される。脂肪酸は、ブドウ糖と同じように、燃やされてエネルギーをつくることができる。こうして体細胞は、常にブドウ糖か脂肪酸のどちらかから、絶え間なく必要とする燃料を手に入れることができるようになっている。この仕組みは体には適しているが、脳には適さない。脳が必要とするエネルギーは、脂肪酸からは得られないからだ。

脳は体の中で最も代謝活動が活発な臓器である。機能を維持するためには、眠っている間でさえ、絶え間ないエネルギー補給を必要とする。エネルギーの補給が少しでも滞れば脳の機能は著しく阻害される。血液中のブドウ糖量（血糖値）が下がると、脳は、機能を維持し、生き残るために、それに代わるエネルギー源を必要とする。この代替エネルギー源は、ケトン体またはケトンと呼ばれる形で存在する。**ケトンとは、特に脳に栄養を与えるために肝臓でつくられる、特別な種類の高エネルギー燃料のことだ。**肝臓は、蓄えられた脂肪からケトンを産生する。普通の状態では、ケトンが産生されるのは血糖値が低いときだけだ。血中のブドウ糖濃度が低くなるとケトンの産生が始まるのである。次に食事をとると、ブドウ糖濃度が回復し、ケトンの産生が減少する。こうすることで、**脳には常に、ブドウ糖かケトンのどちらかが供給される。**

アルツハイマー病にかかった脳細胞は、脳の主要なエネルギー源であるブドウ糖を代謝することができなくなる。十分なエネルギーを得られなくなった脳は、徐々に変性を起こして死んでしまうのだ。だがケトンは、アルツハイマー病に伴うブドウ糖代謝不良とは関係なく機能する。だから、十分なケトンが継続的に供給されれば、脳に必要なエネルギーを満足させられるのである。ただし、ケトンが産生されるのは炭水化物（ブドウ糖の主な材料）の摂取が少ないときだけだ。それはつまり、ごくわずかしか食べない、あるいはまったく食べ物を口にしないときである。

もちろん、断食は現実的な解決策ではない。**だが、食べ物に含まれる炭水化物が非常に少なくても、必要なカロリーや栄養素はタンパク質と脂肪から得ることができる。これをケトン食療法という。**ケトン食療法は過去90年にわたって、もうひとつの脳疾患、てんかんの治療に使われてきた。ずっと以前のことだが、数週間にわたって食を断ち、水しか飲まずにいると、てんかんの症状が大幅に軽減され、完全に治ってしまうケースも多いということがわかったのである。その理由は、断食中、脳には絶えずケトンが供給され、それが必要なエネルギーを提供しただけでなく、脳細胞の損傷を癒やし、新しい脳細胞の生成を促したからだ。当時の研究者たちは、断食の効果を数週間以上、たとえば1年くらい持続することができれば、ヒーリングが起きる時間が長くなり、治癒率が上がるだろうと考えた。もちろん、患者に1年間断食させることなどできない。そこで彼らが考え出したのが、断食中の代謝効果をまねながら、健康維持に必要な栄養は提供できる食事法だった。それがケトン食療法である。ケトン食療法は、薬の効かない重度のてんかんにも非常に効果があることが証明された。

ケトン食療法が、てんかんに伴う脳障害の矯正に非常に効果的であることが実証されたため、研究者たちは、ほかの脳障害にもこの方法を使えるのではないかと考え始めた。パーキンソン病、筋萎縮性側索硬化症（ルー・ゲーリック病）、ハンチントン病、外傷性脳損傷、脳卒中、慢性頭痛、鬱病などの神経変性疾患を対象とした初期の研究は、ケトン食療法がさまざまな脳障害の症状を軽減させるという結果を示した（Tieu, 2003／Gasior, 2006／Zhao, 2006／Duan, 2003）。アルツハイマー病の動物モデルにもケトン食療法は良い効果を見せた。動物実験では、脳内にできるアルツハイマー病様のプラークが減り、視空間記憶やタスク学習能力が向上し、短期記憶力も良くなったのである（Van der Auwera, 2005／Costantini, 2008）。

典型的なケトン食療法では、肝臓を刺激して脂肪をケトンに変換させるため、炭水化物摂取量を非常に低く抑えなければならない（総カロリー量の2パーセント前後）。通常は、私たちの一日のカロリー摂取量のうち、約60パーセントが炭水化物である。それがたったの2パーセントに減れば、その差はほかの栄養素で補わなければならない。脂肪かタンパク質だ。ケトン食療法では、ケトンをつくるのに必要な原料として、炭水化物を脂肪で置き換える。ケトン食療法は、アルツハイマー病をはじめとする神経変性疾患の治療に大いに有望ではあるが、おいしくて、しかも80〜90パーセントが脂肪分で構成される食事を作るのは容易なことではない。**幸いなことに、ある種の脂質——具体的には中鎖脂肪酸トリグリセリド——は、血糖値や食事中の炭水化物の量に関係なく、体内でケトンに変換される。**中鎖脂肪酸トリグリセリドを摂取すると、その一部は、ほかに一緒に食べたものが何であろうと関係なく、ケトンに変換されるのだ。つまり、どんな食事であれ、適切な量の中鎖脂肪酸トリグリセリドを加えることで、それをケトン食療法に変えることができるのである。現在てんかんの治療に使われているケトン食療法には中鎖脂肪酸トリグリセリドが使われているので、食事に含まれなければならない脂肪分が少しで済み、食べてよいタンパク質と炭水化物の量が増えるので、ずっと食べやすくなる。

中鎖脂肪酸トリグリセリドを食事に加えると、脳に非常に良い影響を与える。アルツハイマー病と戦うための新兵器である。**臨床研究では、中鎖脂肪酸トリグリセリドは、現在の医療科学で知られているほかのどんなアルツハイマー病の治療法よりも良い結果を出している。**

たとえばある研究では、アルツハイマー病患者が、中鎖脂肪酸トリグリセリドを含んだ飲み物あるいは含まない飲み物を飲み、その90分後に認識力テストを行った。中鎖脂肪酸トリグリセリド入りの飲み物を飲んだ患者は、そうでない患者と比べ、テストの点数が有意に高かった（Reger, 2004）。この研究結果が特筆すべきなのは、中鎖脂肪酸トリグリセリドをたった1回摂取しただけで、認識機能にかなりの改善が見られたという点だ。ほかのどんなアルツハイマー病治療薬や治療法も、この結果には遠く及ばない。

てんかんの治療や、アルツハイマー病をはじめとする神経変性疾患の研究に使われた中鎖脂肪酸トリグリセリドの原料は、ココナッツオイルである。ココナッツオイルをほんの大さじ1杯か2杯（15〜30ミリリットル）とるだけで、血液中のケトンの濃度は治療レベルに達する。ケトンはエネルギーをつくるのに使われてしまうので、血液中のケトン濃度を維持するためには、これを1日に3回繰り返す必要がある。

日常の食事にココナッツオイルを加えるのは、脳の健康には非常に優れた効果があるが、ココナッツオイルだけでは完全とは言えない。食べ物そのものも脳の健康に関係がある。**何を食べるかによって、ココナッツオイル療法の効果を補強する場合も邪魔をする場合もあるのだ。**間違った食事をとれば、ココナッツオイルの効果を妨害することになる。食事にココナッツオイルを加えたアルツハイマー病患者の中に、目覚ましい効果が出る人もいればさしたる改善が見られない人もいるのはそういう理由である。

脳にとって一番良い食事は、必ずしも、減量のエキスパートやファッション雑誌が勧める、いわゆる「ヘルシーな」食事とは限らない。必要なのは、脳の健康を増進するためにデザインされた治療食なのだ。

正しい食事とココナッツオイルを組み合わせれば、アルツハイマー病の進行を食い止め、相当程度の回復をもたらすことができる。病気の進行のほとんどどの段階でも、アルツハイマー病という下方スパイラルをストップすることができるのだ。ただし、病気の進行を逆転させやすいのは、初期と中期段階である。私は、著書『Stop Alzheimer's Now!（今すぐアルツハイマー病をストップさせよう！）』の中で、アルツハイマー病との戦いに勝利するために、どうやってココナッツオイルと脳に良い食事を組み合わせればよいか、詳しく説明している。そこにまとめているやり方は、ほとんどの種類の認知症はもとより、パーキンソン病、多発性硬化症、その他の神経変性疾患の治療にも適している。このアプローチはまた、てんかんや自閉症といった発達障害にも効果がある。子どもが対象の場合は少々やり方が違うので、別の著書『Stop Autism Now!（今すぐ自閉症をストップさせよう！）』に詳細を記した。

アルツハイマー病は老人だけの問題ではない。誰がアルツハイマー病になるかは知りようがない。私たち全員にその危険性はあるのだ。アルツハイマー病は突然起きる病気ではない。それは進行性疾患で、最初の症状が表に出る何十年も前から始まっている。最終的にアルツハイマー病につながる疾患は、早ければ10代の頃、あるいはそれ以前に始まることもある。人が歳をとるにつれて、脳細胞は加速的に死滅する。脳にはもともと死滅したニューロンの働きを補う力があるので、それが問題を見えなくするのだが、やがては通常の脳の機能を保つことができないまでに、残された細胞が少なくなってしまう。明らかな症状が表れる頃には、記憶を司る脳細胞の約70パーセントがすでに破壊されている。アルツハイマー病に対処したければ、症状が表れるのを待つ必要はない。昔から「転ばぬ先の杖」と言うが、こと神経変性についてはそのとおりだ。アルツハイマー病は、人生をめちゃめちゃにされる前に食い止めることができる。日常の食生活に加えたココナッツオイルがそれを助けてくれるだろう。

ココナッツオイルでより健康に

ココナッツは、昔から世界中の多くの文化圏で、食べ物として、また薬として利用されてきた。伝統的な医療では、やけどの手当てや便秘から、淋病やインフルエンザまで、さまざまな健康上の問題にココナッツオイルが使われる。現代の医学研究は、こうした症状の多くにココナッツオイルが有効であることを裏づけつつある。ここ数十年に行われた研究は、ココナッツオイルに含まれる中鎖脂肪酸が、ほかの脂質とは違う仕組みで消化され、代謝されるということを明らかにした。この違いがあるからこそココナッツオイルは、ほかのものからは得られない多くの健康効果をもつのである。

ココナッツオイルに含まれる中鎖脂肪酸トリグリセリドは、消化のために膵酵素や胆汁を必要としない。消化しやすいので、乳幼児、嚢胞性線維症患者、そして、胆嚢を患ったり摘出したりした人を含め、消化器の問題を抱える人には理想的だ。

ココナッツオイルは、体の酵素系に負担をかけずにすばやく栄養になるので、栄養失調症の治療に使うことが勧められている。また、ミネラル（特にカルシウムとマグネシウム）、ビタミンB、脂溶性ビタミン（ビタミンA、D、E、Kとベータカロテン）、さらに一部アミノ酸の吸収率を向上させる。体は、ココナッツオイルに含まれる中鎖脂肪酸を、体脂肪をつくるためではなくエネルギーを生み出すために使う。ココナッツオイルは代謝を促し、エネルギーを増加させ、甲状腺機能を向上させ、それがみな、不要な体脂肪の減少を助ける。このことから、ココナッツオイルは世界で唯一、天然の低カロリーオイルと呼ばれている。研究者はココナッツオイルを、肥満の予防、あるいは肥満の治療に使うことを推奨している。

ココナッツオイルはまた、心臓にも良い。血中コレステロールを上げることもないし、血栓ができる原因になる血小板の粘性を上げることも、動脈に付着することもない。ココナッツオイルには、消炎作用、抗微生物作用、抗酸化作用があり、それがみな、アテローム性動脈硬化症や心臓病から動脈をまもる。世界中で、ココナッツオイルの摂取量が最も多い人びとは、心臓病の罹病率が最も低い。一日のカロリー摂取量の50パーセントを、主にココナッツオイルに含まれる飽和脂肪酸からとる人びとにおいても、この事実は変わらない。

中鎖脂肪酸には強い抗微生物作用があって、病気の原因となるさまざまな細菌、真菌、ウイルス、そして寄生虫を殺しはするが、善玉腸内細菌には影響せず、抗生物質耐性も生まない。インフルエンザやカンジダ症などの一般的な感染症を患う人にとっても、ＨＩＶ感染のようにもっと深刻な感染症患者にとっても、ココナッツオイルは大きな助けになると思われる。

ココナッツオイルからはフリーラジカルが生成されず、また免疫機能を支えるため、予防や治療にココナッツオイルが役立つ病気は多種多様で、その多くはこの本でも触れていない。医学研究者や医療に従事する人びとは常に、ココナッツオイルのもつ新たな健康効果を発見し続けているのだ。

ココナッツオイルは、心臓、肝臓、腎臓、前立腺、そして消化管を病気からまもり、骨や歯を強化し、体重減少を助け、肌と髪をより健康にし、糖尿病の症状をやわらげ、さらに、アルツハイマー病やパーキンソン病その他の神経変性疾患につながる脳細胞の破壊を防ぐ、ということが研究で明らかになっている。なんとすばらしい食べ物ではないか。ココナッツオイルにできることには、どんな食べ物、どんなオイルも遠く及ばない。研究を続ければ、この驚異的な自然の産物には、まだ知られていない効果や使い方があることが明らかになるだろう。

こうした特徴や恩恵はどれも、医学・栄養学の専門誌に論文として発表されているにもかかわらず、いまだにココナッツオイルが不健康なものであると批判する無知な輩がいることには驚かされる。この本に書かれた情報が、医師、栄養士、そして一般の人びとに、ココナッツオイルの癒やしの奇跡について知っていただく一助になることを願う。

「この数カ月間、私は深刻な不眠症に悩まされていました。眠るために薬をとるのがいいことだとは思わないのですが、あまりにも眠れないので、かかりつけの医者に処方箋を書いてもらいました。処方された薬を使っても（2回ほどしか使っていませんが）、一晩の睡眠時間が2時間から4時間に増えるくらいだし、睡眠薬をとった翌日は気分がひどく悪いので、不眠対策として薬をのむのはやめざるを得ませんでした。**ココナッツを食べ始めてからは、8時間ぐっすり眠れます。**それに、関節炎から来る手、背骨、膝の痛みもほぼ完全に消えてしまいました。まだときどき右手の小指の関節が痛むことはありますが、それはそこが石灰化してしまっているせいではないかと思います。

ばかげたことを書いているような気がしないでもありません――ただココナッツミルクやココナッツオイルを食べただけで、私の病気が全部、信じられないほどよくなったということが、どうもまだ信じられないのです。病気がまたぶり返すのではないか、と思ってしまいます。**もうひとつの変化は、ずっと以前からの慢性的なイライラがなくなって、人格が変わってしまったのではないかと思ったことです。**これは全部、ココナッツオイルのおかげだと思わないわけにいきません。私の生活で変わったことといえばそれだけなのですから」

リア・L

08

THE COCONUT OIL
MIRACLE

食べて健康に

Eat Your Way to Better Health

日常的にココナッツオイルを使う。それだけで、あなたの生活を劇的に変えることが可能だ。太りすぎの人は余分な体脂肪を減らす助けになるし、消化器官に問題があればそれも改善される。ココナッツオイルは、気分も見た目も若々しくしてくれるし、エネルギーを高め、感染症や病気からあなたをまもり、心臓病やガンなどの変性症状を防ぐのを助けてくれる。ココナッツオイルはまさに、自然が生んだ最もすばらしい強壮薬のひとつなのだ。

ココナッツがもたらす恩恵にあずかるのに、普段の生活を大きく変える必要はない。それどころか、生活にココナッツを取り入れるには次の3つのことをするだけでいい。

(1) 今調理に使っている植物油をすべてココナッツオイルに替える。
(2) 日常の食生活の一部として、ココナッツやココナッツを含むものを食べるようにする。
(3) ココナッツオイルを肌や髪に塗って、その癒やしの力を直接体内に取り込む。

この章では、普段の生活にココナッツオイルやその他のココナッツ製品を取り入れる方法を紹介する。そして次の章には、ココナッツやココナッツオイルを使ったおいしいレシピと、美容のためのココナッツオイルの使い方を紹介している。

まず初めに、良質なココナッツオイルはどこから来るのか、そしてその健康効果を最大限に利用するためにはどれくらいの量をとればいいのかを知ることが必要だ。

トロピカルオイルはどこから来るのか

中鎖脂肪酸のすばらしい健康効果を感じるためには、それが含まれる食べ物を食べなければならない。中鎖脂肪酸を豊富に含む食べ物は限られており、牛乳、バター、そして特に豊富に含むのが、パームカーネルとココナッツだ。牛乳に含まれる乳脂肪は少量の中鎖脂肪酸を含むが、昨今の、低脂肪、または無脂肪に加工された乳製品には、健康に良い脂肪酸は事実上まったく含まれない。バターが含む中鎖脂肪酸は6パーセントにすぎない。中鎖脂肪酸をより多く含んでいるのはトロピカルオイルである。パームカーネルオイルは54パーセントの中鎖脂肪酸を含むが、このオイルは、市販食品のいくつかに成分として含まれているだけで、一般の人は普通、オイルだけを買うことはできない。ココナッツオイルは63パーセントが中鎖脂肪酸で、生のココナッツや乾燥させたココナッツの果肉は33パーセントが脂肪酸である。ココナッツミルクには17〜24パーセントの脂肪酸が含まれる。したがって、果肉、オイル、ミルクなどのココナッツ製品は、中鎖脂肪酸の摂取源としては、入手のしやすさでも含有量でも群を抜いている。

必須脂肪酸

欠乏性疾患を防ぎ、健康でいるためには、体が必要とするすべての栄養素をとらなければならない。脂肪は重要な栄養素のひとつで、必須脂肪酸は健康のためには欠かせない。脂肪酸のうちいくつかが「必須」脂肪酸とされているのは、私たちの体はほかの栄養素からそれらをつくり出すことができず、食べ物からとる以外に方法がないからだ。**基本的な必須脂肪酸は、オメガ6脂肪酸（リノール酸）とオメガ3脂肪酸（アルファリノレン酸）である。ココナッツオイルなどに含まれる中鎖脂肪酸もまた重要で、「条件つき必須」脂肪酸とされる。**つまり、ある状況下では、ほかの必須脂肪酸と同等に重要であるという意味だ。

必須脂肪酸はほとんどの植物油に含まれているが、精製や加工の工程で損傷を受けたり、フリーラジカルによって破壊されることが多い。そのため、従来の方法で精製された植物油は、必須脂肪酸の供給源としては劣る。さらに、マーガリンやショートニングをはじめとする水素添加油に含まれるトランス脂肪酸は、体が必須脂肪酸を利用するのを妨害する。こうした理由から、通常の方法で精製された植物油や水素添加された油を食べても、必須脂肪酸は不足する可能性がある。

体に必要な必須脂肪酸は、食品から直接とることもできるし、未精製の低温圧搾植物油やサプリメントでとることもできる。ただしココナッツオイルには、必須脂肪酸はごくわずか（2パーセント）しか含まれない。**普段の食事にココナッツオイルを使うことの利点は、中鎖脂肪酸がこれらの必須脂肪酸と相乗的に働いて、体が必須脂肪酸をよりよく利用できるようになるということだ。ココナッツオイルを豊富に含む食事は、必須脂肪酸の効果を最大100パーセント増大させることができる**（Gerster, 1998）。**それだけでなく、ココナッツオイルは抗酸化物質としても働き、必須脂肪酸が体内で酸化し破壊されるのを防ぐ。**

世界保健機関によれば、私たちの一日あたりのカロリー摂取量のうち、3パーセントは必須脂肪酸からとることが必要だ。中鎖脂肪酸には決められた最低摂取量はないが、乳児はおそらく、総カロリー量の5～10パーセントを中鎖脂肪酸からとる必要がある。また、太平洋諸島の島民を見れば、総カロリーの50パーセントをココナッツオイルからとっても害はないし、むしろいろいろな意味で健康に良いらしいことがわかる。

つまり、最適な健康状態でいるためには、私たちは、少量の必須脂肪酸と、それよりかなり多い中鎖脂肪酸を摂取すべきであるように思われる。

トロピカルオイル

ココナッツオイル、パームオイル、パームカーネルオイルを総称してトロピカルオイルという。ココナッツオイルは、ココヤシ（学名 Cocos nucifera）の実（種子）から採れる。パームオイルとパームカーネルオイルは、アブラヤシ（学名 Elaeis guineensis）から採れる。

アブラヤシの実は、小さめのプラムくらいの大きさで、中に大きな白い種子がある。種子は殻に包まれていて、ココナッツを小さくしたようだ。パームオイルは、殻（繊維状の果肉部分）から、蒸したり、加熱したり、圧搾したりして作る。パームカーネルオイルは、ココナッツオイルと同じように、種子の殻の内側にある白い部分から抽出され、真っ白な色をしている。中鎖脂肪酸がわずかに少ないほかは、ココナッツオイルと瓜2つだ。パームカーネルオイルが単独で販売されることはめったになく、加工食品の材料として使われるのが最も一般的である。

ココナッツオイル、パームカーネルオイルと違い、パームオイルは中鎖脂肪酸をほんの少ししか含まない。未精製のバージンパームオイルは赤みがかった濃いオレンジ色をしている。この色は、ベータカロテンやその他のカロテノイドが果実に大量に含まれているためだ。カロテノイドという栄養素が含まれるフルーツや野菜は、黄色、オレンジ色、赤といった色になる。赤みがかったその色のために、バージンパームオイルはレッドパームオイルとも呼ばれる。レッドパームオイルを精製するとその特徴的な色はほとんどなくなって、薄い、黄色っぽい色になる。精製パームオイルは、水素添加された植物油よりも健康的な代替品として、さまざまな焼き菓子や加工食品に使われている。

トロピカルオイルはどれも調理に適している。加熱しても劣化しない飽和脂肪酸の割合が比較的高いので、揚げ物をはじめ、安心して加熱調理に使うことができる。飽和脂肪酸が多いので保存可能期間も長くなる。**多価不飽和脂肪酸を含む植物油が、購入する前に店頭ですでに酸化し始めているのに対し、トロピカルオイルは1年から3年は悪くならない。**私は2年以上前に買ったレッドパームオイルを持っているが、買ったときと味はまったく変わっていないし、酸敗した徴候もまったくない。もちろん、オイルの品質と保存可能期間は、製造者がどんな方法で、どれだけ気をつけて作ったかによる。品質の悪いものは数カ月で悪くなってしまうかもしれない。だから買う際には、ブランドに気をつけたほうがいいだろう。

パームオイル、中でもレッドパームオイルには、ココナッツオイルやパームカーネルオイルとは違った健康効果がある。パームオイルがもつ健康効果の詳細については、拙書『The Palm Oil Miracle（パームオイルの奇跡）』をお勧めする。また、**パームオイルショートニングというものもある。トランス脂肪酸が含まれず、水素添加されていないので、より健康的な代替品として、水素添加された大豆油や従来のショートニングの代わりに使われる。**パームオイルやココナッツオイルは、健康食品店やエスニック食材店、オンラインでも買うことができる。ココナッツオイルはアメリカでは近年非常に人気が出ているので、普通のスーパーでも手に入るようになった。

ＲＢＤとバージンココナッツオイル

油分が33パーセントと多いので、ココナッツからオイルを抽出するのは比較的簡単で、熱帯地方では数千年前からココナッツを原料とした植物油が使われてきた。伝統的には、生か乾燥させたココナッツを、煮たり発酵させたりする。ココナッツを煮ると、油分が果肉から分離して表面に浮き、簡単にすくい上げることができる。発酵させた場合は油分と水分が自然に分離する。果肉から果汁（ココナッツミルク）を搾り、24時間から36時間ほど寝かせると、水分と油分が分かれるのである。そうしたら油分を取り分けて、短時間、若干の熱を加えて水分を完全に飛ばす。ココナッツオイルはある程度高温で熱しても安定しているので、この程度の熱を加えても問題ない。

ココナッツオイルにはさまざまな製造方法があり、それが最終的な製品の品質、見た目、味、香りを決める。**ココナッツオイルは一般的に、大きく２つのカテゴリーに分類される。「ＲＢＤ（精製・脱色・脱臭加工済み）」と「バージン」だ。この２つの違いは、製造過程での加工の**

程度による。「バージン」という言葉は、精製の程度が弱い、つまり、より低い温度で精製されれ、化学薬品が使われないということを意味する。

ＲＢＤオイルは普通、コプラと呼ばれる乾燥させたココナッツから作る。コプラは、ココナッツを天日に干したり、煙であぶったり、窯で焼いたり、それらの手段を組み合わせたりして作る。化粧品業界や食品産業が使うのは、コプラから作ったココナッツオイルが最も一般的だ。製造過程で高温に熱せられ、ときには化学溶剤が使われることもあるが、**ココナッツオイルに含まれる脂肪酸は精製過程で傷むことはないので、健康的な食用油であることに変わりはない。**ＲＢＤオイルは通常、無味無色で香りもない。食べ物の味に影響を与えないし、肌に塗っても匂いが残らないので、調理やボディケアにこのタイプを好む人は多い。

本物のバージンココナッツオイルは、コプラからではなく、生のココナッツから作られる。オイルの抽出方法は、煮沸、発酵、冷却、機械プレス、遠心分離機を使うなど、いくつもある。高温に熱せず、化学溶剤を使わないので、抽出されたオイルには天然の植生化学物質（植物に由来する化学物質）がそのまま残り、ココナッツに特有な味と香りがする。

生のココナッツから作ったバージンココナッツオイルは、固形の状態では真っ白で、液体になると水のように無色透明だ。コプラから作ったRBDオイルはわずかに黄色いものが多いが、バージンココナッツオイルと同じように、液状では透明、固体のときは白いものもある。この2つの違いは見た目だけではわからないことが多い。2種類を見分ける方法は、香りと味だ。RBDオイルは香りも味もないが、バージンココナッツオイルには特有の味と香りがあるのである。

バージンココナッツオイルはRBDオイルと比べて品質が高いとされており、ラベルには必ず「Virgin」という言葉がある。RBDオイルのように、バージンココナッツオイルでないものは、この言葉は使えない。「Expeller-Pressed（圧搾法）」とか、「Pure（純粋）」といった言葉が使われていることが多い。

生のココナッツではなく、天日干ししたコプラから、一部精製されたココナッツオイルを作り、高い価格で売れるようにそれを「バージン」と呼ぶメーカーもある。こういうココナッツオイルはやや黄色がかっている。強い味と香りがあり、不快なものであることが多い。ほとんどのRBDオイルよりも加工の程度は低いが、だからと言ってコプラから作られた精製ココナッツオイルよりも天然度が高いということにはならない。それどころか、そういうもののほうが品質は低い。ココナッツを野外で乾燥させると、コプラにはよく、かびが生えたり臭くなったりする。不完全な精製は、不純物や匂いを完全に取り除けないのだ。こういう油は、アメリカのアジア食材の店ではよく調理用油として売られているが、ほとんどの健康食品店はもっと品質の良いブランドを扱っている。**ただし、(水素添加されたものを除いて) どんなココナッツオイルでも、製造方法に関係なく、ほかの植物油よりも健康には良いことは覚えておこう。**水素添加されたココナッツオイルは、それ単独で一般の人向けに販売されることは決してなく、加工食品の材料として使われるだけだ。ラベルの原材料リストを見れば、普通のココナッツオイルが使われているか、水素添加されたココナッツオイルが使われているかはわかる。

ココナッツオイルはさまざまな容量で販売されている。一般的なのは、12オンス(354ミリリットル)から16オンス(473ミリリットル)の瓶入りだろう。私は数リットル単位で購入する。どんなブランドのココナッツオイルを使えばよいかとよく聞かれるが、答えは簡単だ。あなたが一番おいしいと思うものを買えばよいのだ。あるブランドのオイルの味が気に入らなければ、別のブランドを試してみればいい。ココナッツオイルの味はさまざまだ。始終使うのならば、気に入ったものを使いたいだろう。食べ物にココナッツオイルの味がつくのを嫌がる人もいる。そういう人は、味のないブランドを試してみることを勧める。私個人的にはココナッツの味が好きだし、バージンココナッツオイルの繊細な味と香りが大好きだ。バージンココナッツオイルのほうが若干高いが、その価値はある。強い味がするブランドもある。私は好きではないが、それを好む人もいる。

どれくらいのココナッツオイルが必要か？

最大限の健康効果を得るために必要なココナッツオイルの量は、人によって違う。だが、乳児を病気からまもり、栄養を与えることができるとされている、人間の母乳に含まれる中鎖脂肪酸の量をもとに考えると、成人に適した量を推算することができる。それによれば、**平均的な体格の成人が、母乳を飲んでいる赤ん坊と同じ割合で中鎖脂肪酸をとるには、一日に大さじ3・5杯（50グラム）のココナッツオイルが必要だ。これと同じ量の中鎖脂肪酸は、約300ミリリットルのココナッツミルク、あるいは生のココナッツの果肉150グラム（ヤシの実の約半分）からもとれる。**

一日の摂取量比較

最善の健康状態を保つために必要と考えられている量の中鎖脂肪酸は、いろいろな形のココナッツ製品から摂取することができる。以下はどれも、ほぼ同量の中鎖脂肪酸を含んでいる。

ココナッツオイルそのもの　――　大さじ3・5杯
ココナッツの生の果肉　――　150グラム（ココナッツの実、約半個分）
乾燥させて細かく刻んだココナッツ　――　80グラム
ココナッツミルク　――　約300ミリリットル

研究によれば、中鎖脂肪酸の抗微生物作用は、中鎖脂肪酸が増えればそれだけ大きくなる。つまり、私たちの体内に感染と戦うこの脂肪酸がたくさんあればあるほど、私たちは感染症からしっかりとまもられるわけだ。より多くの中鎖脂肪酸をとれば、病気を予防するだけでなく、食べ物の消化と栄養の吸収を良くし、また心臓病を防ぐなどして、健康効果は高まるのである。

ココナッツオイルは基本的に人間には無害であるということを、研究の結果は示している。多くの人がキロ単位で食べる大豆よりも安全とされているのだ。ココナッツオイルは、アメリカ食品医薬品局（FDA）が安全と認めた食品リスト（GRASリスト）に含まれている。これは特別なリストだ。非常に厳しい検査に合格し、安全に使用されている実績のある食品しか、GRASリストに載ることはできない。太平洋諸島の島民の中には、最大で一日大さじ10杯分もの大量のココナッツオイルを摂取しながら、非常に健康な人たちがいる。これはあなたが通常食べたいと思う量よりもはるかに多いわけだから、あなたはココナッツオイルの食べすぎを心配する必要はまずないだろう。体重1キロにつき、少なくとも1グラムまでの中鎖脂肪酸は安全だという臨床研究の結果がいくつもある。体重68キロの人なら大さじ5杯、90キロの人なら大さじ6・5杯分だ。これよりずっとたくさん食べても何の問題もなかった人たちもいる。食べすぎて起きる最悪の事態は、お腹がゆるくなり、トイレに行く回数が増えることだ。便秘がちな人にはありがたいことかもしれない。

ココナッツオイルの使い始めに、非常に強い解毒作用を体験する人もいる。免疫系を刺激するので、体に溜まった毒物や病原菌が排出されるのだ。その結果、ココナッツオイルを初めて塗ったり食べたりしたときに、浄化作用が起きる場合があるのである。これは好転反応と呼ばれることがある。体が治癒のプロセスを辿る間に、不愉快な症状が起きることがあるのだ。その症状は、皮膚発疹、吐き気、嘔吐、副鼻腔鬱血、下痢、疲労感、その他さまざまだ。普通はこうした全部の症状が出るわけではなく、ほんのいくつかである。また個人差があるので、人によって症状は違う。好転反応の症状が出る理由は、不要物を排除するのに十分な体力がつき、体の中から毒を排除しようとするためだ。これは自然に収まるまで放っておくのがいい。その人の体に溜まっていた有害物の量によって、症状が続くのは1日だったり、1週間だったり、数週間続くこともある。その間も、デトックスを促進するためにココナッツオイルは毎日とったほうがいい。ココナッツオイルを食べるのをやめたり、症状を抑えるための薬をのんだりすれば浄化のプロセスが止まってしまい、体には有害物が残ったままになる。好転反応は良いことなのだ。それはあなたが治癒に向かっていることを示している。症状が治まったとき、あなたの体はより健康で、汚れが少なく、気持ちが良いことだろう。最初はインフルエンザにかかったのか、あるいはココナッツオイルにアレルギーがあるのかと思うかもしれない。おそらくそうではない。ココナッツオイルはインフルエンザやほかの病気の感染を防いでくれるし、低刺激性で、アレルギーを起こす人はめったにいない。実際、ココナッツオイルは非常に安全なため、複数のアレルギーを抱える人にも推奨されている。ココナッツオイルを使い始めるとき、ほとんどの人には強烈な浄化作用は起きないが、もしあなたがそれを体験したとしても、その理由はこれでおわかりだろう。

私は、成人なら一日大さじ2杯から4杯のココナッツオイルをとることをお勧めする。調理したり、サプリメントのようにそのままスプーンで飲んだり、肌に塗ったりすることでとれる量だ。一日の摂取量を一番おいしくとる方法は、ココナッツオイルを普段の料理に使うことだ。

ココナッツオイルを使った料理

あなたの普段の食生活に、総脂肪摂取量を増やさずに中鎖脂肪酸を加えるための第一歩としては、現在料理に使っている油をココナッツオイルに替えるのが簡単だ。マーガリン、ショートニング、精製植物油はすべて使うのをやめよう。オリーブオイルとバターは食べてもよいが、可能な限りココナッツオイルを使う。第9章に、その手がかりとしてたくさんのレシピを紹介している。ココナッツオイルは主成分が飽和脂肪酸なので、調理で加熱しても、ほかの植物油のようにフリーラジカルをたっぷりつくることがない。食べても健康を損なうことがないということがわかっているので、安心して食べられる。この点について行われたすべての研究結果から、ココナッツオイルは最も健康的な万能オイルであると思われるのだ。

ココナッツオイルは、約24・4℃で溶けて透明な液体になり、ほかの植物油と見分けがつかない。これより低い温度では固まって、白いクリーム状になる。暑くもなく寒くもない室温ではやわらかいバターのような質感をもつので、ココナッツバターと呼ばれることもある。バターやマーガリンの代わりにパンに塗ってもよい。ブランドによってはマイルドで香ばしいココナッツの味がするので、パンに塗るのにぴったりだ。本当のバターの味が好きなら、バターとココナッツオイルを半々に混ぜてホイップすれば、さらに風味豊かになる。通常の室温ではバターくらいの硬さなので、サラダドレッシングに使われることはあまりない。冷やして、または室温で食べると健康的なオリーブオイルのほうが、サラダには適している。私は、オリーブオイルとココナッツオイルを混ぜたものをサラダにかけるのが好きだ。ココナッツオイルはオリーブオイルと混ぜればサラダにかけても固まらない。

ココナッツオイルは比較的低い温度で発煙するので、**コンロで調理するときは温度を約180℃以上にしないことが必要だ。**180℃というのは料理には十分な温度で、野菜炒めをはじめ、どんな料理もできる。コンロに温度計がついていなくても、180℃を超えれば煙が出始めるのでわかる。ただし、ココナッツオイルを使ってパンやマフィンを焼いたり、キャセロール料理を作るときは、オーブンの温度を180℃以上に設定してもかまわない。食材中の水分が、料理の内部の温度を100℃以下に保つからだ。

ココナッツオイルを使うために特別な指示やレシピは必要ない。バター、ショートニング、マーガリン、植物油を使うレシピで、それらの代わりに使うだけでよいのだ。ココナッツオイルのほとんどのブランドは味がそんなに強くないので、どんな料理にも使える。クッキー、ケーキ、マフィン、パイ生地、ホットケーキミックスなどに使ってみよう。また、炒め物や、コンロでの煮物にもぴったりだし、バターやクリームソースの代わりに、ココナッツオイルとバターを一緒に溶かして香味料を混ぜたものを、ライス、パスタ、野菜などにかけてもおいしい。

揚げ物にはココナッツオイルが最も適している。ほかの植物油ほど食材に浸み込まないし、はねも少ないし、繰り返して使える。植物油のほとんどは揚げ物をすると有害になるので、私は普段、揚げたものを食べることを勧めないが、ココナッツオイルを使って揚げたものは、オイルを熱しすぎない限り、体に良い。煙が上がり始める温度以上には決してしないこと。ココナッツオイルも含め、過熱しすぎれば、どんな油も有害な副生成物ができる。

紅茶、コーヒー、ホットチョコレート、ホットサイダー、さらに温かくした野菜ジュースなど、温かい飲み物には何でもココナッツオイルを入れることができる。温かい牛乳に入れるとおいしいし、野菜のミックスジュースに入れると最高だ。いつもどおりに飲み物を作って、大さじ1杯くらいのココナッツオイルを混ぜるだけだ。飲み物は、ココナッツオイルが液体でいる温度（24．4℃以上）である必要がある。油は水より密度が低いので、ほとんどの場合、ココナッツオイルはよく混ざらずに表面に浮いてくる。それでかまわない。飲むときに混ぜればよいのだ。油っぽい味がしたりはしない。普段の食生活にココナッツオイルを加えるには、これが一番早くて簡単な方法だ。

ココナッツオイルは非常に安定しているので、冷蔵保管の必要はない。冷蔵しなくても、2〜3年は保つ。冷暗所に保管すれば保存期間はもっと長くなるので、備蓄用の油としても適している。15年間棚に置かれていたココナッツオイルを分析したところ、酸化しておらず、食べても安全だった、というのを聞いたことがある。**私の住んでいるところはいつも涼しいので、ココナッツオイルはだいたいいつも固形をしている。実は私はそのほうが好きである。広口瓶からナイフやスプーンですくうほうが、液体を注ぐより簡単だからだ。液体を注ぐとこぼしたり垂らしたりしやすいのだ。液体状のオイルが必要なときは、浅い鍋に少量入れて火にかければすぐに溶ける。**

ココナッツやココナッツ製品を食べよう

ココナッツオイルそのものだけでなく、生のココナッツの果肉を食べたり、ココナッツミルクを飲むことによってもココナッツオイルは摂取できる。生のココナッツの果肉は約33パーセントの脂肪分を含み、約150グラムの果肉を食べても、300ミリリットル弱のココナッツミルクを飲んでも、大さじ3・5杯分のココナッツオイルをとったことになる。こうして、ココナッツオイルを普段の食生活に取り入れれば取り入れるほどいい。料理のレシピにココナッツを加えれば、この生命のオイルをたっぷりとることができるのだ。

乾燥ココナッツと生のココナッツ

消化機能が正しく働くためには繊維質が重要であることがわかっているが、**乾燥ココナッツも生のココナッツも、繊維質を豊富に含んでいる。**乾燥させて刻んだココナッツ1カップ（240ミリリットル）分から、9グラムの繊維質がとれる。これは、ほとんどの果物や野菜と比べて3倍から4倍である。たとえば、ブロッコリーには1カップあたり3グラム、生のキャベツ同量には2グラムしか繊維質が含まれない。食パンは1枚あたり1グラムだ。ココナッツはまた、同量のサヤマメ、ニンジンをはじめ、ほとんどの野菜と等量のタンパク質を含む。さらに、ビタミンB_1、B_2、B_3、B_6、C、E、葉酸、それに、カルシウム、鉄、マグネシウム、リン、カリウム、ナトリウム、亜鉛その他のミネラルも含んでいる。

店頭で買えるココナッツのほとんどは、乾燥させて削ったものだ。乾燥させると、水分は52パーセント（生の果実の場合）から約2・5パーセントになる。**脂肪分と栄養素は乾燥させても生のときとほとんど変わらない。**水分が少ないので、乾燥ココナッツは、生のココナッツが数日で腐るのと違い、長期間保存できる。

生のココナッツは、おやつとしても、料理に加えてもおいしい。アメリカでは、質の良いスーパーにはほとんどある。丸ごとの、できるだけ新鮮なココナッツを買うことが望ましいが、残念ながら店で買うココナッツの鮮度は測りようがない。新鮮なココナッツなら数週間保つが、古いものは買った日に腐っているかもしれない。ココナッツを振って、中にまだ水が入っているかどうか確かめよう。入っていないようならば買わないことだ。ココナッツの底にある3つの「目」は、穴が開いていたり、中身が漏れたり、かびが生えていてはいけない。

ココナッツの実を割る前に、まず、中の液体を出す。それには、3つの目のうちの少なくとも2つにアイスピックで穴を開ける。3つの目のうちのひとつは、覆っている膜が比較的やわらかく、簡単に刺し通せるのですぐにわかる。残りの2つに穴を開けるにはもう少し力がいる。金づちと釘が必要かもしれない。穴が開いたら、中の液体はコップにあける。液を出したら、実を割る準備は完了だ。

ココナッツの殻は非常に堅く、割るのは難しいかもしれない。でも、比較的簡単に割る方法がある。熱帯地方では、人びとはココナッツを片手で持ち、マチェーテ（訳注　中南米の原住民が、伐採のため、また武器として用いるなた）の刃の、尖《とが》っていないほうでたたくのだ。1度か2度で、ココナッツはだいたい同じ大きさの2片に割れる。片手でココナッツを持ってマチェーテでたたくというのは少々危険が伴うので、私なら、ココナッツを固いところに置き、しっかり押さえて金づちでたたくことをお勧めする。ココナッツを楽に割る秘訣は、円周の一番太いところに繊維と直角の方向に走るラインの上をたたくことだ。これはココナッツの一番弱い部分なので、こうするとココナッツがほぼ真っ二つに割れるのである。金づちで2、3回たたけば割れるはずだ。

殻が割れたら、白い果肉を引きはがす。茶色い繊維質の膜が、果肉と殻が接していた側にくっついているので、それをピーラーでむく。これで食べる準備ができた。この茶色い膜をはがすのが面倒ならむかなくてもよい。それごと食べても問題はない。**水分が多いので、いったんココナッツを割ったら、果肉と中から取り出したジュースは冷蔵して、腐らないうちに数日間で使いきること。ココナッツオイルのすばらしい抗微生物作用が発揮されるのは、体内に入ってからだ。だから、生のココナッツに含まれる油には、かびや細菌を抑える力はない。**

ココナッツミルク

ココナッツ製品でほかに一般的なものに、ココナッツミルクがある。厳密に言えば、ココナッツミルクというのはココナッツの実の中に自然にできる液体のことではない。それは「ココナッツウォーター」と呼ばれる。ただしこの2つの名称は同じように使われることも多い。本当のココナッツミルクは、ココナッツの果肉から加工されたものだ。削ったココナッツと水を混ぜ、絞って果肉を取り除き、液体だけにする。ココナッツミルクは17~24パーセントの脂肪分を含む。脂肪分が20パーセント以上のものは、ココナッツクリームと呼ばれることも多い。脂肪分が17パーセント以下なら低脂肪ココナッツミルクという。要は水で薄めたココナッツミルクのことだ。

ココナッツの実の空洞を満たしている液体は、無色だがほんの少し曇っていて、甘味がある。一方ココナッツミルクは牛乳のように真っ白で、砂糖を加えなければ甘味はない。缶入りのココナッツミルクはスーパーや健康食品店で簡単に手に入り、牛乳の代用品になるほか、さまざまな料理に使える（第9章のレシピを参照のこと）。そのまま飲んだり、シリアルにかけたり、生のフルーツにかけてもいい。冷たい飲み物に加えることもできる。フルーツジュース、牛乳、チョコレートミルク、その他さまざまな冷たい飲み物にココナッツミルクを混ぜるのである。もちろん温かい飲み物に入れてもよい。私のお気に入りのひとつは、ココナッツミルクとオレンジジュースのミックスだ。ココナッツミルクを入れると、オレンジジュースがクリーミーでおいしくなる。オレンジジュース1カップに対して大さじ2杯から4杯くらい入れる。フルーツスムージー、ココナッツホットケーキ、クラムチャウダー、それにチキンにかけるクリーミーなグレイビーなどはレシピのほんの一例だ（第9章を参照のこと）。

店頭では、ココナッツミルクは普通、約400ミリリットル入りの缶で売られている。冷凍ココナッツミルクもあるが、あまり一般的ではない。ココナッツミルク入りの飲み物を牛乳のような容器で販売している会社もあるが、それらは本当のココナッツミルクではなく、「ココナッツミルク入り飲料」だ。主成分は水で、多少のココナッツミルクと、甘味料、安定剤、香味料などが入っている。こういうものは、料理のレシピにあるココナッツミルクの代替品にはならない。

ココナッツオイルでする肌と髪の手入れ

ココナッツオイルは魔法のように肌に効く。**私は、ココナッツオイルを食べるのをためらう人に会うといつも、まずは塗ることから試して、肌にどんな効き目があるかを試してみるよう勧めている。**いったんココナッツオイルを使い始めて肌の調子が良くなるのを実感すると、ココナッツオイルの信奉者になり、食事に加える気になるのだ。**スキンローションとしてココナッツオイルを使う場合は、食品グレードのココナッツオイルが望ましい。**ココナッツオイルは皮膚を通してすぐに体内に吸収される。ほとんど食べているようなものだ。だから、食べたくないクオリティーのものなら肌にもつけないことだ。

ココナッツオイルは肌からよく吸収されるので、一日に必要な摂取量をとるには、肌に塗るのもひとつの方法だ。その場合、ひとつだけ困るのは、吸収率は肌のきめや厚さに左右されるので、実際に吸収されたココナッツオイルの量がわからないということだ。また、1か所につけすぎると肌の表面にとどまり、簡単にこすり落とされてしまう。だから、あなたのライフスタイルにココナッツオイルを取り入れるためには、スキンローションやヘアコンディショナーとして使うだけでは不十分だ。ココナッツオイルを使って料理したり、ココナッツ製品を食べても、肌や髪に艶が出る。**ただし、具体的な美容効果を求めるなら、肌や髪に塗ることをお勧めする。**

石けんを使って体を洗うと、肌を覆って保護している化学物質の膜が洗い流され、肌は感染症を引き起こす病原菌に対して無防備になる。ココナッツオイルを塗ると、この保護膜がすばやく再生される。また、肌に潤いを与え、やわらかくする。体のほぼ全体にココナッツオイルを薄く塗るとよいだろう。塗りすぎると肌の上に残り、服につくので気をつけよう。**ココナッツオイルは、乾燥していたり、赤みがかっていたり、感染や、切り傷・すり傷があるところには特に念入りに、マッサージしてすり込むようにする。肌にオイルをすり込むと、吸収がよくなり、傷の治りも早くなる。足、特に指の間にもすり込もう。足の真菌感染症の予防や治療によく効く。**足先というのは、酷使され、手入れがおろそかになりがちで、渇き、ひび割れ、感染にかかりやすい。ココナッツオイルを使うようになってから、足が見た目も触った感じもすばらしくなった、と私に言う人は多い。

フケを防ぎ、髪を美しくするには、ココナッツオイルを頭につけてマッサージするとよい。頭皮にすり込み、オイルが頭皮と髪に浸み込むまでしばらく置く。最低15分、長ければ長いほどいい。そして洗い流す。シャワーを浴びたあとで髪にココナッツオイルをつけてもよい。量はほんの少しでいい。多すぎると、見た目も手触りもべたついてしまう。

顔にココナッツオイルをつけるのを怖がる必要はない。ココナッツオイルは肌を整えてくれる。古い角質や毛穴の汚れを取り除く作用があって、死んだ細胞を取り除き、肌をつややかで若々しく見せてくれる。また、ニキビの治療にも効く。肌に塗ったココナッツオイルは中鎖脂肪酸に分解されて、ニキビの原因になる細菌を殺すのだ。

ココナッツオイルは、さまざまなタイプの肌のシミにも効果がある。私の場合、3、4年前に怪我が原因で濃い色に変色したシミがあったのが、数週間で消えてしまった。ニキビもそんなにできなくなるし、シワ、イボ、肝斑なども目立たなくなる。やけど、切り傷、虫刺されその他、怪我の症状を抑え、治りも早くなる。肌の強さと弾力を保つのにもいいし、産後のストレッチマークを防ぐのにもとても効果がある。**妊娠している女性は、お腹に毎日ココナッツオイルを塗るといい。出産後もそれを続けよう。こうすればストレッチマークは防ぐことができ**

る。すでにストレッチマークがある人も、毎日ココナッツオイルを塗ることでかなり減るだろう。出産後、塗り始めるのが早ければ早いほど効果は大きい。

症状が慢性である場合、効果はすぐには表れないかもしれない。ココナッツオイルは体が肌を癒やすのを助けるのであって、それには時間がかかるのが普通だ。毎日、必要なら一日に2回、3回と塗る。数週間で改善が見られるだろう。最も効果的なのは、肌に塗ると同時に口からも摂取することだ。

病気になったら

アフリカの沿岸地方、南アメリカと中央アメリカ、その他の熱帯地方の人びとは、病気になると必ず、ココナッツオイルかパームカーネルオイルを飲むことが知られている。彼らにとって、ココナッツオイルは食べ物であると同時に薬でもあるのだ。ココナッツオイルは、さまざまな季節性の通常疾患を克服するのに役立つ。インフルエンザを含むウイルス性の疾患の場合、ウイルス自体を殺せる薬は存在しない。そういう病気のときに処方される薬は、基本的に、症状を緩和させるためのものだ。体はそれ自身がウイルスに対して防戦しなくてはならず、あなたはただその戦いが終わるのを待つしかない。感染したのが細菌で、抗生物質を処方された場合でも、感染と戦わなくてはならないのはあなたの体である。感染がウイルス性のものでも細菌性のものでも、あなたは食事をとらなくてはならない。それならば、ココナッツオイルを使って調理したものを食べればいい。そうすれば、あなたの体には抗微生物性のある貴重な脂肪酸が取り込まれ、それが病気の克服を助けてくれるだろう。

副作用が嫌で、避けられる限り薬の服用を避けたがる人がいる。ココナッツオイルは、有害あるいは不快な副作用なしに感染と戦う天然の手段だ。薬を服用してもしなくても、ココナッツオイルは感染との戦いを助け、回復を早めてくれる。

病気のときにとるべきココナッツオイルの量については、一般的なガイドラインというものは存在しないが、**私なら、気分が良くなるまでは一日大さじ4杯から8杯とることを勧める。3回の食事に分けて、食事のたびに大さじ2杯とるとよい。**一日中、2時間くらいおきにスプーンに1杯のココナッツオイルを飲んで、季節性の病気に効果があったと報告する人も多い。体が大きい人は、小さい人より多くとる必要がある。スプーンで直接飲んでもよいが、食べ物に混ぜたほうが食べやすいだろう。コップ1杯のオレンジジュースに大さじ2杯混ぜるのは、簡単で手っ取り早い方法だ。ココナッツオイルが固まらないように、オレンジジュースその他の飲み物は、室温かそれより温かくしておくこと。ジュースとココナッツオイルは混ざりにくいので、ココナッツオイルを加えたらよくかき回してすぐに飲む。こうやって飲むのが油っぽすぎて嫌な人は、第9章にあるレシピを使うとよいだろう。同時に、十分な休息をとり、水をたくさん飲んで、ビタミン、特にビタミンCのサプリメントをとって体の回復を助けるのも忘れないように。治ったら、健康維持のためには、一日大さじ2杯から4杯（28～56グラム）のココナッツオイルを継続してとろう。

ひどく体調が悪く、嘔吐が続く場合は、口からココナッツオイルをとることができないかもしれない。そういう場合は、肌にココナッツオイルをすり込むとよい。ココナッツオイルは簡単に肌から吸収される。それによって、体が必要とする栄養、エネルギー源、そして感染と戦う抗微生物性の脂肪酸が、消化管を通らずに体内に取り込まれる。仮に、感染の原因である微生物が中鎖脂肪酸に耐性をもつものであったとしても、ココナッツオイルの栄養は体力を高め、回復を早めてくれる。一度に小さじ1～2杯のココナッツオイルを、一日に2～3回、全身に塗るといいだろう。何度か薄く塗るほうが、一度に厚く塗るよりもずっと吸収がよい。一か所にオイルを塗りすぎると、細胞が飽和して吸収される量が制限され、余分なオイルは服やシーツに染みてしまうからだ。オイルを塗るときは必ず、感染が一番ひどい部位に最も近い皮膚にすり込むこと。たとえば喉が痛いならば首回りに、胸や肺の感染症なら、胸や背中の皮膚にたっぷりとココナッツオイルを塗る。

風邪のような軽い病気なら、自己診断も治療も問題ないが、もっと重大な病気の場合は、自分で治療を試みる前にまず、医師や医療関係者に相談するほうがいい。ココナッツオイルがもつ、すばらしい効用の数々について読んだあとでは、どんな病気でも治せると思いたくなる。**確かにココナッツオイルは優れてはいるが、万能薬ではないということを覚えておこう。**ココナッツオイルに含まれる中鎖脂肪酸は病原菌のすべてを殺すわけではなく、医療的な手当てが必要な場合もある。

私は、病気の予防によく効く栄養素としてココナッツオイルを使うのが一番よいと思っている。病気はかかってしまってから治すより、予防するほうがずっと容易だ。大さじ2杯から4杯のココナッツオイルを毎日とり、健康的な食事をしていれば、あなたはおそらく病気にならないだろう。病気になったとしたら、それは多分、中鎖脂肪酸が効かない感染によるものだ。そういう場合は、何かほかの自然療法か、通常の投薬治療を受けたほうがいいかもしれない。

食生活の問題点

ココナッツオイルの健康効果に関する科学的な知見は、50年以上前から存在している。その間、健康を促進する、ココナッツオイルならではの特徴について知っているのは、少数の研究者だけだった。ずいぶん前から病院では、患者に栄養を与えるために、ココナッツオイルの派生物を含んだ製品が使われてきたにもかかわらず、医師、栄養士、食品科学者の大部分は、ココナッツオイルがもつ健康効果の可能性について知らないのである。その結果彼らは、血中コレステロールを上げる、体に良くない飽和脂肪酸を含むものとしてココナッツオイルを見ることが多かった。さいわい、ココナッツオイルがもつさまざまな健康効果に関する知識が増すにつれて、こうした状況は変わり始めている。この本を書いた目的のひとつは、医療関係者や一般の人びとにココナッツオイルのすばらしい可能性を知ってもらい、競合する業界のマーケティング戦略がつくりあげた汚名を晴らすことだ。

この本で紹介したような証拠があるにもかかわらず、ココナッツオイルは体に悪いと主張し続ける医療関係者やライターは多いだろう。長い間信じてきたことを覆す新たな真実を受け入れるのは、難しいことだ。だがもしあなたが偏見のないものの見方をする人で、新しい真実を受け入れる気があれば、ココナッツオイルについての知識を歓迎するだろう。あまりにもたくさんの健康効果があって、無視することなどできないのだ。ここに書いたことは、私がでっちあげたわけではない。この本にある情報は、発表された研究や臨床的観察、そして歴史的・疫学的な調査に基づいている。情報はそれらの中にあるし、医学文献を読む気があれば、自分で読むこともできる（巻末の参考文献リスト「REFERENCES」を参照のこと）。だが、ほんのちょっと常識を使って考えてみれば、ココナッツオイルが有害なものでないことは明らかだ。ココナッツやココナッツオイルを大量に食べる民族は、世界中で最も健康な人びとであることがわかっているのだ。ココナッツオイル批判は長い間続くだろう。だが、大豆業界や、自らが変性疾患でバタバタと死んでいく、ココナッツオイルについて誤解している医者やライターと、健康な太平洋諸島の人びとやココナッツオイルの真実を見出している研究者たちのうち、あなたはどちらを信用するだろう？　私なら、大豆業界のプロパガンダより、事実を信頼する。

否定的に物事を見る人たちが事実を信じたがらなくても、だからといってあなたが躊躇《ちゅうちょ》する必要はない。あなたには健康を手に入れるすばらしいチャンスが待っているのだ。ココナッツオイルを日常的にとれば、抗微生物作用をもつ中鎖脂肪酸の力があなたの体をまもり、免疫機能をサポートしてくれる。ココナッツオイルを食べるのは、さまざまな病気を予防し、撃退するのにさえ役立つ、無害で経済的な方法だ。研究が進めばいずれは、ココナッツオイルに、現在使われている抗微生物薬やワクチンと同様の効果があることがわかるかもしれない。それらより安全であることは確実だ。ココナッツオイルには、望ましくない副作用はないのである。

医師が医科大学を卒業したあとに受ける教育の大部分は、製薬業界によるものだということを心にとどめておこう。彼らが手にする文献や出席するセミナーは、ほとんど独占的に製薬会社が資金提供している。彼らが接する情報は、当然ながら非常にバイアスのかかったもので、薬物療法ばかりに焦点を当てている。そのため多くの医師は、中鎖脂肪酸の栄養についてはほとんど何も知らないし、中鎖脂肪酸に関連する最新の研究についてはもっと無知である。

この先もしばらく、その状況は変わらないだろう。そして相変わらず彼らは、ココナッツオイルも含め、飽和脂肪酸が多い油はすべて避けろと言うだろう。わかっていないのだ。中鎖脂肪酸について聞いたこともない、あるいは、飽和脂肪酸にはいろいろな種類があることすら知らないかもしれない。彼らがあなたに追いつくのを待っている必要はない。

この本を読み終えたとき、あなたには、あなたの健康と生活の質を向上させるために必要な知識が身についている。精製植物油を食事から排除し、代わりにココナッツオイルを使う、というシンプルなことが、驚くような結果をもたらすだろう。あなたは、有害な物質を、数々のすばらしい健康効果をもたらす物質と取り替えようとしているのだ。

この変化は、このあと一生続ける覚悟でするべきものだ。ココナッツオイルを食べる、というのは、流行のダイエットを試す人の多くがそうであるように、ほんの数カ月続ければいい、というものではない。永続的な効果を得るためには、永続的に続けなければならない。ココナッツオイルの健康効果について何も知らない周囲の人から否定的なことを言われるかもしれないが、それは無視しよう。そういう人にはこの本を読んでもらって、ココナッツオイルの癒やしの奇跡を自分で発見してもらえばいい。**健康は、あなたから友人にできる最高のプレゼントだ。この本をプレゼントしよう。そうすれば彼らが健康になるのを助けるだけでなく、あなた**

がココナッツオイルを使うのを励まし、支えてくれる友人が増えるのだ。

それでもまだ疑っているのなら、6カ月間試してみてほしい――6カ月だけでいい。6カ月たてば、以前と比べ、見た目も気分も良くなったことがきっとわかる。このチャレンジは、普段の食生活から、すべての精製植物油、特に水素添加された油（ショートニングやマーガリンを含む）を排除する、ということだ。少量のバターやエクストラバージンオリーブオイルは食べてかまわない。バターは健康に悪いと思って食べない人が多いが、牛乳には、ラウリン酸をはじめ、健康に良いさまざまな中鎖脂肪酸が含まれている。だからバターは、この大切な脂肪酸を適度に含んでいるのだ。集団調査によれば、バターを食べるのをやめてマーガリンに替えると、心臓病の罹病率は実は増加するのである！　**加熱調理にはすべてココナッツオイルを使い、サラダドレッシングにはエクストラバージンオリーブオイルを使おう。**

ココナッツオイルの摂取は少しずつ始めよう。最初は小さじ1〜2杯で試してみる。最初からたくさん飲みすぎて、体が慣れていないために多量の油に対処できず、下痢をしてしまう人がいる。ゆっくりと、一日大さじ3〜4杯まで徐々に量を増やしていく。**食べ物に混ぜ、可能な限り料理に使う。バターを加える代わりにココナッツオイルを加える。そして肌にも塗ろう。**

このチャレンジで一番の問題は、レストランで外食すると、どんな油が使われているかわからないことだ。選択肢が与えられるなら、可能な限りオリーブオイルかココナッツオイルを使うようにリクエストしよう。また、マーガリンではなくてバターを選ぶ。それが無理なら、何を食べさせられているかわからないところで食事をするのを避けるようお勧めする。レストランというのは、客の健康について頓着しないことで悪名高いし、油に関してはことにそうだ。入手できるものの中から、一番安くて質の悪い精製油を選ぶことが多いのだ。何日も、ときには何週間も、同じ油が繰り返し高温に熱せられ、油は非常に酸化して有害になる。フライドポテト、チキンナゲット、ドーナツなどの揚げ物は、レストランで食べるものの中でも最も体に有害だ。揚げたものを食べなければならないのなら、ココナッツオイルで揚げるべきだ――ほかの植物油と違い、熱してもフリーラジカルになったり有害なトランス脂肪酸を生成しないからである。

ときどき、ココナッツオイルをしばらく使ってみたけれど、自分で気がつくほどの効果を感じられなかった、と言う人がいる。繰り返すが、ココナッツオイルは万能薬ではない。ありとあらゆる健康問題を解決してくれるわけではない。そして、十分な時間を与えなくてはならない。効果がなかった、と言う人に、どれくらいの期間試したのかときくと、3日とか4日という答えが返ってくる。ほんの数日で効果を期待するのは無理だ——何十年も続いている慢性的症状の場合には特に。数年間続いていた症状に明白な改善が見られるには、数週間、あるいは数カ月かかることもある。またその効果は、ライフスタイルや食べるものの選択によってもある程度違ってくる。炭酸飲料とドーナッツばかり食べている人は、もっと賢い食生活を送る人と同じような改善は感じないだろう。ココナッツオイルは、体が自分自身を癒やすのを助けるのである。適切な量のビタミンやミネラルをとらなければ、あなたがどれほどココナッツオイルをとったところであなたの体は自分を癒やすことはできない。常識的に考えればわかることだ。

こうして食生活を変化させることがあなたのためになることを、私は知っている。実際そういう人を見てきているからだ。油と健康に関する情報がもっと欲しい方は、私のウェブサイトwww.coconutresearchcenter.orgをご覧いただきたい。

一日の摂取量

　一日に必要な中鎖脂肪酸は、ほかの液状サプリメントと同じように、スプーンで飲んだり飲み物に混ぜるなどしてココナッツオイルから摂取できる。**成人の場合、推奨する一日の摂取量は大さじ3・5杯だ。**これより少量でも良い結果が出た人もいる。だから、一日の摂取量が大さじ1杯から2杯でも、健康効果はある。

　ほとんどの人は、どんな油だろうと、油を直接スプーンから飲むことには抵抗を感じる。それが問題なくできる人も中にはいるが、ほとんどの場合、油っぽい味と質感が嫌われるのだ。だが、生のココナッツから抽出されたバージンココナッツオイルは、非常に繊細な味があってとてもおいしいので、スプーンからでも飲みやすい。そのおいしさは、まるでココナッツクリームを食べているようだ。でもスプーンから飲むのが嫌ならば、ほかの方法がある。第9章に、一日の摂取量をもっとおいしくとれるレシピを紹介している。

09

THE COCONUT OIL
MIRACLE

おいしく食べて、きれいになるレシピ

Recipe for Nutrition and Beauty

この章で紹介するレシピは、普段の料理にあまり油を使わない人が食生活にココナッツオイルを取り入れたい、という場合に役に立つ。繰り返すが、大さじ3〜4杯のココナッツオイルを1度の食事でとる必要はない。むしろ、一日何度かに分けてとるほうが望ましい。ここに紹介するレシピをそのまま使ってもよいし、これを例として自分のレシピを作り、自分のニーズに合わせてココナッツオイルの量を調整してくださっても結構だ。

アメリカの1カップは240mlのため、日本の1カップ＝200mlに計算し直しています。そのため中途半端な数値が多いので、ml表示もあわせて入れています。大さじは15CC、小さじは5CCです

| 飲み物 | 朝食 | 薬味 | サラダ | スープ | 主菜 | デザート |

01. スイートココナッツミルク

缶詰のココナッツミルクは、そのままだととても濃く、とろっとしていて、
あまり甘くないので、スープやソースを作るのには都合がいい。
甘くないクリーム、というのに近く、そのまま飲むには濃すぎるだろう。
でもちょっと手を加えれば、牛乳の代替品としてぴったりになる。
このレシピは、缶詰のココナッツミルクを、そのまま飲んでもよし、
シリアルにかけてもよし、モモやイチゴなどの新鮮な果物を
ボウルに入れたものにかけてもよし、のココナッツドリンクにする。
ココナッツミルクを少々水で薄めてはちみつを加えると、
ほのかな甘さがおいしく、ゴクゴクと飲みたくなるだろう。

[材料] 600ml 分

ココナッツミルク	1缶(400ml)
水	200ml
はちみつ(あるいはお好みの甘味料)	大さじ2杯
塩	ひとつまみ

[作り方]

ココナッツミルクを、1ℓくらい入る容器にあける。水、はちみつ、塩を加え、よくかき混ぜて冷やしてできあがり。

＊はちみつは、ココナッツミルクと水が室温かそれよりやや温かければ溶けやすい。
甘いのがお好きな方ははちみつを多めに。濃すぎる場合は水を足す。

◎できたココナッツミルクは約 600ml だが、120ml ごとに、約大さじ1杯のココナッツオイルを含んでいる。360ml 入りのコップ1杯で約大さじ3杯分、420ml で大さじ 3.5 杯分になる。

02. フレーバーココナッツミルク

バニラエッセンスやアーモンドエッセンスを加えると、ココナッツミルクにすばらしい風味が加わる。その他のエッセンスを使ってもよい。

［材料］600ml分

スイートココナッツミルク	600ml（P347）
バニラエッセンス（またはアーモンドエッセンス）	小さじ1杯

［作り方］
ココナッツミルクにエッセンスを加え、かき混ぜてできあがり。

03. ハッシュブラウン

ジャガイモの揚げ物は、調理の際に油をたくさん吸収する。
ココナッツオイルは加熱しても安定しているので、揚げ油に最適。

［材料］600ml分

ジャガイモ	中1個
ココナッツオイル	大さじ2杯
塩・コショウ	適宜

［作り方］
1 ジャガイモをせん切りにしておく。
2 ココナッツオイルをフライパンで150℃に熱する。ジャガイモを入れて、フライパンの底に平らに広げ、フライ返しで上から押さえて、ジャガイモが固まるようにする（ジャガイモがフライパンの底とココナッツオイルに触れるように）。
3 蓋をして、10〜12分焼いたら蓋をとってできあがり。反対側を焼く必要はない。皿に移すときはひっくり返して、焼き目のあるほうを上にする。お好みで塩・コショウを振る。

| 飲み物 | **朝食** | 薬味 | サラダ | スープ | 主菜 | デザート |

04. ココナッツミルクスムージー

［材料］1人分

バナナ(熟したもの)	1本
ココナッツミルク	240ml
オレンジジュース	240ml

［作り方］

1 作る前にすべての材料を冷やしておく。

2 全部を合わせて、なめらかになるまでミキサーにかける。とろみをつけたいときは、飲む前に冷凍庫で1時間冷やす。

◎ココナッツオイル大さじ3杯分が含まれる。

| 飲み物 | **朝食** | 薬味 | サラダ | スープ | 主菜 | デザート |

05. ピニャコラーダスムージー

［材料］1人分

ココナッツミルク	240ml
オレンジジュース	240ml
パイナップル(生)を刻んだもの	0.6カップ(120ml)

［作り方］

1 作る前にすべての材料を冷やしておく。

2 全部を合わせて、なめらかになるまでミキサーにかける。とろみをつけたいときは、飲む前に冷凍庫で45分冷やす。

◎ココナッツオイル大さじ3杯分が含まれる。

06. フルーツスムージー

［材料］1人分

ココナッツミルク	240ml
イチゴ（またはブルーベリー）	1.2カップ（240ml）
バナナ（熟したもの）	1/2本
はちみつ（オプション）	

［作り方］

1 作る前にすべての材料を冷やしておく（果物は凍らせてもよい）。

2 全部を合わせて、なめらかになるまでミキサーにかける。とろみをつけたいときは、飲む前に冷凍庫で45分冷やす。甘くしたい場合は、はちみつまたはその他の甘味料を加える。

◎ココナッツオイル大さじ3杯分が含まれる。

| 飲み物 | 朝食 | 薬味 | サラダ | スープ | 主菜 | デザート |

07. フルーツスムージーブレンド

［材料］2人分

イチゴ	1.2カップ（240ml）	ココナッツミルク	1.2カップ（240ml）
ラズベリー	1.2カップ（240ml）	オレンジジュース	240ml
ブルーベリー	1.2カップ（240ml）	はちみつ（オプション）	

［作り方］

1 作る前にすべての材料を冷やしておく（果物は冷凍でもよい）。

2 全部を合わせて、なめらかになるまでミキサーにかける。とろみをつけたいときは、飲む前に冷凍庫で45分冷やす。甘くしたい場合ははちみつまたはその他の甘味料を加える。

◎1人分にココナッツオイル大さじ1と1/2杯分が含まれる。

08. ヨーグルトスムージー

スムージーにココナッツオイルを加えるのに、
必ずしもココナッツミルクを使わなくてもよい。
このレシピはココナッツオイルを使ったもの。
スムージーにココナッツオイルを使う秘訣は、
材料をミキサーにかけながら、最後に入れること。
こうすれば、オイルが全体に混ざりやすくなる。
果物が混ざりきらないうちにココナッツオイルを加えると、
固まって、小さなつぶつぶができることがある。

［材料］2人分

バニラヨーグルト	240ml
フルーツジュース	240ml
果物	2.4カップ（480ml）
ココナッツオイル（溶かしたもの）	大さじ2杯（＊）

［作り方］

1 作る前に、ココナッツオイル以外のすべての材料を冷やしておく（果物は冷凍でもよい）。

2 ヨーグルト、フルーツジュース、果物をなめらかになるまでミキサーにかける。ミキサーをオフにする直前に、溶かしたココナッツオイルを少しずつ入れる。30秒ほど混ぜてできあがり。

＊お好みで、大さじ6杯までココナッツオイルを加えてもよい（1人分大さじ3杯分のココナッツオイルがとれる）。

◎1人分にココナッツオイル大さじ1杯分が含まれる。

09. 全粒粉のマフィン

［材料］12個分

ぬるま湯	180ml
卵	1個
はちみつ	80ml
アップルソース	120ml
バニラエッセンス	小さじ1杯
ココナッツオイル(溶かしたもの)	大さじ3杯
全粒粉	2.1カップ(420ml)
ベーキングパウダー	小さじ2杯
塩	小さじ1/4杯

［作り方］

1 オーブンを200℃に予熱し、マフィン型に油をひいておく。
2 ボウルで、ぬるま湯、卵、はちみつ、アップルソース、バニラエッセンス、溶かしたココナッツオイル(熱くしないこと)をよく混ぜる。
3 別のボウルで、全粒粉、ベーキングパウダー、塩を混ぜる。
4 2つのボウルの中身を、しっとりするまで軽く混ぜ合わせる。
5 生地を型に流し込んで、15分焼く。

◎ マフィン1個に大さじ1/4杯分のココナッツオイルが含まれる。生地に混ぜるココナッツオイルを大さじ6杯に増やせば、マフィン1個に含まれるココナッツオイルは大さじ1/2杯になる。

10. ブルーベリーマフィン

［ 材料 ］12 個分

ぬるま湯	120ml
卵	1 個
はちみつ	120ml
バニラエッセンス	小さじ 1 杯
ココナッツオイル(溶かしたもの)	大さじ 3 杯
全粒粉	1.8 カップ(360ml)
ベーキングパウダー	小さじ 2 杯
塩	小さじ 1/4 杯
ブルーベリー	1.2 カップ(240ml)

［ 作り方 ］

1 オーブンを 200℃に予熱し、マフィン型に油をひいておく。
2 ボウルで、ぬるま湯、卵、はちみつ、バニラエッセンス、溶かしたココナッツオイル(熱くしないこと)をよく混ぜる。
3 別のボウルで、全粒粉、ベーキングパウダー、塩を混ぜる。
4 2つのボウルの中身を、しっとりするまで軽く混ぜ合わせる。そこにブルーベリーを混ぜ込む。
5 生地を型に流し込んで、15 分焼く。

◎マフィン 1 個に大さじ 1/4 杯分のココナッツオイルが含まれる。ブルーベリーの代わりに、ラズベリーやチェリーを使ってもよい。いろいろな果物を使ってバリエーションを楽しもう。

11. ココナッツブランマフィン

［材料］12個分

水	240ml
バニラエッセンス	小さじ1杯
卵	1個
はちみつ	80ml
ふすま	0.3カップ(60ml)
全粒粉	1.2カップ(240ml)
ココナッツフレーク(甘くないもの)	0.3カップ(60ml)
ベーキングパウダー	小さじ2杯
塩	小さじ1/4杯
シナモン	小さじ1杯
ナツメグ	小さじ1/2杯
ココナッツオイル(溶かしたもの)	大さじ3杯
クルミまたはピーカンナッツ	0.6カップ(120ml)

［作り方］

1 オーブンを200℃に予熱する。
2 ボウルで、水、バニラエッセンス、卵、はちみつ、ふすまを混ぜて10分間寝かす(寝かすとふすまが水分を吸って、仕上がりの口当たりが良くなる)。
3 別のボウルで、全粒粉、ココナッツフレーク、ベーキングパウダー、塩、シナモン、ナツメグを混ぜる。
4 溶かしたココナッツオイル(熱くしないこと)、クルミ(またはピーカンナッツ)を最初のボウルに加えてよく混ぜる。
5 2つのボウルの中身を、しっとりするまで軽く混ぜ合わせる。混ぜすぎるとマフィンがうまく膨らまないので注意。
6 油をひいたマフィン型に生地を流し込んで、15分焼く。

◎マフィン1個に大さじ1/4杯分のココナッツオイルが含まれる。生地に混ぜるココナッツオイルを大さじ6杯に増やせば、マフィン1個に含まれるココナッツオイルは大さじ1/2杯になる。

| 飲み物 | 朝食 | 薬味 | サラダ | スープ | 主菜 | デザート |

12. ベーキングパウダーのビスケット

［ 材料 ］10 個分

全粒粉	2.4 カップ(480ml)
ベーキングパウダー	小さじ 3 杯
塩	小さじ 1/2 杯
ココナッツオイル(固形)	大さじ 5 杯
ココナッツミルク	180ml

［ 作り方 ］

1 オーブンを 230℃に予熱する。

2 ボウルで、全粒粉、ベーキングパウダー、塩を混ぜる。

3 固形のココナッツオイルをボウルに入れ、粗い粒状になるように混ぜる。ココナッツミルクを加え、フォークに生地がまとわりつくようになるくらいまですばやくかき混ぜる。表面に軽く全粒粉をまぶしながら、10 回ほど練る。

4 生地を丸めて(あるいはたたき固めて) 1.2cm ほどの厚さにし、ビスケットカッターで生地を切り抜く。油をひかないクッキーシートに切り抜いた生地を並べ、12 分焼く。

◎ビスケット 1 個に大さじ 1/2 杯強のココナッツオイルが含まれる。

13. 全粒粉のホットケーキ

［材料］12枚分

ココナッツオイル	60ml
全粒粉	1.8カップ（360ml）
塩	小さじ1/4杯
ベーキングパウダー	小さじ2杯
卵	1個
ぬるま湯	180ml
アップルソース	120ml

［作り方］

1 ココナッツオイルが固まっている場合はフライパンで弱火にかけて溶かしておく。

2 ボウルで全粒粉、塩、ベーキングパウダーを混ぜる。

3 別のボウルで、卵、ぬるま湯、アップルソース、ココナッツオイル（熱くしないこと）を混ぜる。

4 フライパンに残ったココナッツオイルは拭き取らず、そのまま中火にして150℃に熱する。

5 その間に、2つのボウルの中身を、しっとりするまで軽く混ぜ合わせる。混ぜすぎるとホットケーキがふんわり仕上がらないので注意。

6 ホットケーキ1枚につき、大さじ3杯ほどの生地をフライパンで焼く。表面がぷつぷつしてきたらそっとひっくり返して反対側も焼き色がつくまで焼く。熱いうちに、はちみつ、メープルシロップ、フルーツ、その他お好みのトッピングで。

◎1枚につき大さじ1/3杯のココナッツオイルが含まれる（3枚で大さじ1杯、6枚で大さじ2杯）。ココナッツオイルの分量は調整可能で、生地に混ぜる量を大さじ2杯（30ml）に減らせば、ホットケーキ6枚で大さじ1杯分のココナッツオイルがとれることになる。

14. ココナッツオレンジホットケーキ

［ 材料 ］12 枚分

全粒粉	1.2 カップ(240ml)
ベーキングパウダー	小さじ 1 と 1/2 杯
塩	小さじ 1/4 杯
ココナッツフレーク	0.3 カップ(60ml)
卵	1 個
はちみつ	大さじ 1 杯
ココナッツオイル(溶かしたもの)	60ml
オレンジジュース(生温かくしたもの)	300ml

［ 作り方 ］

1 ボウルで全粒粉、ベーキングパウダー、塩、ココナッツフレークを混ぜる。

2 別のボウルで、卵、はちみつ、ココナッツオイル（熱くしないこと)、オレンジジュースを混ぜる(オレンジジュースを生温かくしておくと、ココナッツオイルが固まらない)。

3 大さじ 1 杯のココナッツオイル(材料外)をフライパンにひく。

4 2つのボウルの中身を、しっとりするまで軽く混ぜ合わせる。混ぜすぎるとホットケーキがふんわり仕上がらないので注意。

5 熱したフライパンに、ホットケーキの生地を、直径 6 〜 8cm くらいになるように落として焼く。お好みのトッピングで。

◎1 枚につき大さじ 1/3 杯のココナッツオイルが含まれる。

15. グラノラ

［材料］1人分1.2カップとして14人分

オーツ麦	7.2カップ(1440ml)
シナモン	小さじ2杯
ココナッツフレーク	4.8カップ(960ml)
ピーカンナッツを刻んだもの	2.4カップ(480ml)
ヒマワリの種	1.2カップ(240ml)
ココナッツオイル	240ml
はちみつ	240ml
バニラエッセンス	大さじ1杯
レーズン	1.2カップ(240ml)

［作り方］

1 オーブンを160℃に予熱しておく。

2 大きなボウルで、オーツ麦、シナモン、ココナッツフレーク、ピーカンナッツ、ヒマワリの種を混ぜ合わせる。

3 ココナッツオイルとはちみつを小鍋に入れ、中火で溶かしたら(高温にはしない)、火から下ろしてバニラエッセンスを加え、ボウルに加えてよく混ぜ合わせる。

4 大きめのオーブン皿に入れて、1時間15分、またはオーツ麦に焼き色がつくまで焼く。焼き色が均等につくように、ときどきかき混ぜる。焼き上がったらオーブンから出して冷まし、レーズンを加える。密閉容器に入れて保管する。

◎1人分に大さじ1杯分のココナッツオイルが含まれる。

16. ココナッツバナナブレッド

［材料］22cm × 12cm くらいのパウンドケーキ型 1 本分

ココナッツオイル（溶かしたもの）	120ml
砂糖	1.2 カップ（240ml）
パイナップルの缶詰（ざく切り・250ml 缶）	1 缶
卵	2 個
バナナ（熟したもの）を潰したもの	1 本分
小麦粉	2.4 カップ（480ml）
ココナッツフレーク（甘くないもの）	0.6 カップ（120ml）
ベーキングパウダー	小さじ 1 杯
重曹	小さじ 1/2 杯
塩	小さじ 1/2 杯

［作り方］

1 オーブンを 180℃に予熱しておく。22cm × 12cm くらいのパウンドケーキ型に油をひき、薄力粉をまぶす。

2 ボウルで、溶かしたココナッツオイル（熱くしないこと）と砂糖を混ぜる。パイナップル（ジュースごと）、卵、バナナを加える。さらに、小麦粉、ココナッツフレーク、ベーキングパウダー、重曹、塩を加える。

3 型に流し込んで、60 分、または、ナイフを差し込んでも生地がつかないようになるまで焼く。焼き上がったら 16 等分する。

◎ 1 切れに大さじ 1/2 杯分のココナッツオイルが含まれる。

17. ココナッツオイルディップ

イタリアンのレストランで人気のメニューに、
オリーブオイルに調味料を混ぜたものがある。それをパンにつけて、
前菜として食べるのだ。それと似たディップを、
オリーブオイルの代わりにココナッツオイルを使って作ってみよう。

［材料］80ml 分

ココナッツオイル	大さじ 3 と 1/2 杯
タマネギのみじん切り	大さじ 2 杯
ニンニクのみじん切り	大さじ 1 杯
バジル	小さじ 1/2 杯
オレガノ	小さじ 1/2 杯
パプリカパウダー	小さじ 1/4 杯
塩	小さじ 1/4 杯
黒コショウ(またはカイエンペッパー)	少々

［作り方］

小鍋にすべての材料を入れて火にかけ、煮立ったらすぐに火を止めて冷ます。加熱しすぎないこと。調理するというよりは、材料の味をブレンドするのが加熱の目的だ。パンにつけたり、パスタや温野菜にかけても、サラダドレッシングにしてもおいしい。

18. ココナッツマヨネーズ

このレシピのように、ココナッツオイルだけでできている
ココナッツマヨネーズは、作りたてが一番おいしい。
冷蔵庫で保管すると、オイルが固まるのでかたくなりがちだ。
このレシピを使って作ったマヨネーズが残り、
1日、2日して使う場合は、30分くらい前(キッチンの温度にもよるが)に
冷蔵庫から室温に移しておけばやわらかくなる。
作りたてのときほど口当たりは良くないが、食べることはできる。

［材料］360ml分

卵	1個
リンゴ酢	大さじ1杯
フレンチマスタード	大さじ1/2杯
パプリカパウダー	少々
塩	小さじ1/4杯
ココナッツオイル(溶かしたもの)	60ml + 240ml

［作り方］

1 卵、酢、マスタード、パプリカ、塩、溶かしたココナッツオイル(熱くしないこと)60mlを、ミキサーで約60秒混ぜる。
2 ミキサーをオンにしたまま、残りのココナッツオイル(熱くしないこと)240ml分を、ほんの少しずつ、途切れないように注ぎ入れる(おいしいマヨネーズを作る秘訣は、オイルをゆっくりと加えることだ)。オイルを足していくうちにマヨネーズにとろみがついてくる。味見をして味をととのえる。

◎できたマヨネーズは、大さじ1杯につき、大さじ1/2杯のココナッツオイルを含む。

19. ココナッツオイルドレッシング

ココナッツオイルをサラダドレッシングに使うことの難点は、融点が高い（24.4℃）ということだ。サラダは普通冷たくして食べるものなので、ココナッツオイルをかけると固まってしまう。だが、もっと融点が低いオイル、たとえばオリーブオイルと混ぜればそれを避けることはできる。このレシピはその良い例だ。

［ 材料 ］240ml 分

ココナッツオイル（溶かしたもの。熱くはしない）	60ml	リンゴ酢	60ml
エキストラバージンオリーブオイル	60ml	塩	小さじ 1/2 杯
水	大さじ 3 杯	黒コショウ	少々

［ 作り方 ］
すべての材料を、しっかり蓋の閉まる瓶に入れて蓋をし、激しくシェイクしてよく混ぜ合わせる。室温で 1 時間置く。保管は冷蔵庫で。冷蔵庫に入れると、油が表 面に浮いて固まるが、使う 1 時間ほど前に冷蔵庫から出して室温で置いておけば溶ける。急いでいる場合は、お湯に数分間浸ける。

◎ドレッシング大さじ 1 杯に約大さじ 1/4 杯のココナッツオイルが含まれる。

20. バターミルクドレッシング

［ 材料 ］240ml 分

ココナッツマヨネーズ（P361）	180ml	オニオンパウダー	小さじ 1/2 杯
バターミルク	120ml	ガーリックパウダー	小さじ 1/4 杯
ディル（乾燥）	小さじ 1 杯	塩	小さじ 1/2 杯
		黒コショウ	少々

［ 作り方 ］
すべての材料を混ぜて、冷蔵庫で最低 1 時間冷やす。

◎ドレッシング大さじ 1 杯に、約大さじ 1/3 杯のココナッツオイルが含まれる。

21. トマトのビネグレットサラダ

［材料］4人分

トマトの薄切り	中2個分
レタス	適宜
ココナッツオイルドレッシング(P362)	180ml
オレガノ	小さじ1杯
塩	小さじ1/2杯
黒コショウ	小さじ1/4杯
粉末マスタード	小さじ1/4杯
ニンニクを潰したもの	1片分
エシャロットのみじん切り	4本分
香菜のみじん切り	大さじ1杯

［作り方］

1 レタスを4枚の皿に分ける。その上に薄切りのトマトを並べる。

2 ココナッツオイルドレッシング、オレガノ、塩、コショウ、マスタード、ニンニクを混ぜ合わせて、トマトの上からかける。エシャロットと香菜のみじん切りをトッピングしてできあがり。

◎1人分に大さじ3/4杯のココナッツオイルが含まれる。

22. ウォルドーフサラダ

［材料］4人分

リンゴのサイの目切り	中4個分(酸味の強いもの)	クルミ(刻む)	0.4カップ(80ml)
セロリ(みじん切り)	1カップ弱	レーズン	0.6カップ(120ml)
ココナッツマヨネーズ(P361)	180ml	レタス	数枚

［作り方］

レタス以外のすべての材料を混ぜ合わせたものを、レタスにのせていただく。

◎1人分に、大さじ1.5杯分のココナッツオイルが含まれる。

| 飲み物 | 朝食 | 薬味 | サラダ | スープ | 主菜 | デザート |

23. フルーツとココナッツのサラダ

［材料］6人分

パイナップル(生)を小さく刻んだもの	1.8カップ(360ml)
バナナの薄切り	2本分
オレンジのサイの目切り	2個分
リンゴのサイの目切り	2個分
レーズン(または刻んだデーツ)	1.2カップ(240ml)
ココナッツフレーク	0.6カップ(120ml)
ココナッツマヨネーズ(P361)	180ml
レタス	数枚

［作り方］

レタス以外のすべての材料を混ぜ合わせたものを、レタスにのせてできあがり。

◎1人分に、大さじ1杯分のココナッツオイルが含まれる。

24. ポテトサラダ

［ 材料 ］4 人分

ジャガイモ（皮の赤い品種）	900g（中 6 個）
タマネギの粗みじん	小 1 個
ディルピクルスのみじん切り	0.6 カップ（120ml）
ココナッツオイルドレッシング（P362）	60ml
塩	小さじ 1 杯
黒コショウ	少々
ココナッツマヨネーズ（P361）	120ml
セロリの粗みじん	1 本分
固ゆで卵を大きめに刻んだもの	2 個分

［ 作り方 ］

1 ジャガイモを 1cm 角のサイの目に切り、やわらかくなるまでゆで、お湯を捨てて冷ます。

2 大きめのボウルでほかの材料と混ぜ合わせ、食べる前にカバーをして冷蔵庫で少し冷やす。

◎ 1 人分に大さじ 3/4 杯のココナッツオイルが含まれる。

25. 3種の豆のサラダ

［材料］6人分

グリーンビーンズ（サヤインゲン）の水煮缶詰（450g缶）	1缶
ワックスビーンズ（黄色いサヤインゲン）の水煮缶詰（450g缶）	1缶
赤インゲン豆の水煮缶詰（450g缶）	1缶
セロリの粗みじん	1.2カップ（240ml）
エシャロットのみじん切り	4本分
パプリカの粗みじん	1.2カップ（240ml）
ディルピクルスのみじん切り	0.6カップ（120ml）
ココナッツオイルドレッシング（P362）	180ml
塩	小さじ1/2杯
黒コショウ	少々

［作り方］

大きめのボウルですべての材料をよく混ぜ合わせ、食べる前に冷蔵庫で少々冷やす。

◎1人分に大さじ1/2杯分のココナッツオイルが含まれる。

26. トマトとヒヨコ豆のサラダ

［ 材料 ］4 人分

トマトを適当にカットしたもの	中 2 個分
パプリカの粗みじん	0.6 カップ（120ml）
赤タマネギの粗みじん	1.2 カップ（240ml）
ニンニクを潰したもの	1 片分
ヒヨコ豆の水煮缶詰（450g 缶）	1 缶
香菜のみじん切り	1/3 カップ（60ml）
マージョラム（またはオレガノ・ともに乾燥）	小さじ 1/2 杯
塩	小さじ 1/4 杯
黒コショウ	少々
ココナッツオイルドレッシング（P362）	120ml

［ 作り方 ］

大きめのボウルですべての材料をよく混ぜ合わせる。室温で、最低 1 時間味をなじませ、食べる前にもう一度よく混ぜる。

◎ 1 人分に大さじ 1/2 杯分のココナッツオイルが含まれる。

27. マカロニサラダ

［材料］4人分

エルボーマカロニ	225g
セロリの角切り	1.2カップ(240ml)
エシャロットの角切り	0.6カップ(120ml)
パプリカのみじん切り	0.4カップ(80ml)
ココナッツマヨネーズ(P361)	240ml
ホワイトビネガーまたはレモンの搾り汁	大さじ2杯
フレンチマスタード	小さじ2杯
塩	小さじ1と1/2杯
黒コショウ	少々

［作り方］

1 パッケージの表示にしたがってマカロニをゆで、水を切って冷ます。

2 大きめのボウルで、冷めたマカロニとすべての材料をよく混ぜ合わせ、カバーをして、食べる前に冷蔵庫で少々冷やす。

◎1人分に大さじ2杯分のココナッツオイルが含まれる。

［バリエーション］

ゆでて角切りにした鶏肉3.6カップ(720ml)分と、ココナッツマヨネーズ80mlを追加すると、6人分の主菜にもなる。1人分に大さじ2杯分のココナッツオイルが含まれる。

28. クラムチャウダー

［材料］4人分

水	120ml
アサリ汁(＊)	230ml
タマネギのみじん切り	0.6カップ(120ml)
ニンニクのみじん切り	4片分
セロリの粗みじん	1本分
ジャガイモの角切り	1.2カップ(240ml)
塩	小さじ1杯
白コショウ	少々
ココナッツミルク(400ml缶)	1個
アサリの水煮缶詰(230g缶)	1缶
パプリカパウダー	小さじ1/4杯

［作り方］

1 鍋に、水、アサリ汁、タマネギ、ニンニク、セロリ、ジャガイモ、塩、コショウを入れて火にかける。沸騰したら弱火にして約20分間、またはジャガイモがやわらかくなるまで煮る。

2 ココナッツミルクと、アサリの水煮缶詰を煮汁ごと加え、5分ほど煮て火を通す。皿によそってパプリカパウダーを振る。

＊（訳注）アメリカではビンで売られていますが、日本ではほとんど取り扱いないので、鍋にアサリと水を入れ、沸騰させて作ったものを使いましょう。

◎1人分に大さじ1杯分のココナッツオイルが含まれる。ココナッツオイルの量は増やしてもよい。

29. アスパラガスのポタージュスープ

［材料］3人分

アスパラガスを長さ2.5cmに切ったもの	450g
セロリの粗みじん	0.6カップ(120ml)
タマネギの粗みじん	0.3カップ(60ml)
水	240ml
ココナッツミルク(400ml缶)	1缶
塩	小さじ1と1/4杯
黒コショウ	少々
タラゴン(乾燥)	小さじ1/4杯

［作り方］

1 アスパラガス、セロリ、タマネギを水に入れて火にかけ、20分間、またはやわらかくなるまで弱火で煮る。
2 ココナッツミルクを加える。一度に少量ずつミキサー（低速）にかける。
3 鍋に戻し、塩、コショウ、タラゴンを加え、ときどきかき混ぜながら、煮立つ手前まで加熱する。

◎1人分に小さじ1と1/4杯分のココナッツオイルが含まれる。

30. カリフラワーのポタージュスープ

［材料］3人分

カリフラワーを刻んだもの	2.4カップ(480ml)
セロリの粗みじん	0.6カップ(120ml)
タマネギの粗みじん	0.6カップ(120ml)
水	240ml
バター	大さじ2杯
小麦粉	大さじ2杯
ココナッツミルク(400ml缶)	1缶
塩	小さじ1と1/4杯
黒コショウ	少々
カレーパウダー	小さじ1/4杯

［作り方］

1 カリフラワー、セロリ、タマネギを水に入れて火にかけ、20分間、またはやわらかくなるまで弱火で煮る。
2 一度に少量ずつミキサー（低速)にかける。
3 鍋を中火にかけてバターを溶かし、小麦粉を振り入れて、軽いきつね色になるまで、よくかき回しながら火を通す。ココナッツミルクを少しずつ、かき混ぜながら加えてなめらかにする。
4 鍋にミキサーの中身、塩、コショウ、カレーパウダーを加えて、ときどきかき混ぜながら、煮立つ手前まで加熱する。

◎1人分に大さじ1と1/3杯分のココナッツオイルが含まれる。

31. 野菜とビーフのシチュー

自分のお気に入りのさまざまなレシピに
ココナッツオイルを加えることもできる。
このレシピでわかるように、簡単だ。

［材料］4人分

ココナッツオイル	60ml
牛肉を一口大に切ったもの	450g
タマネギを刻んだもの	1/2個分
ニンジンを刻んだもの	2本分
水	720ml
トマトソース	120ml
ジャガイモを刻んだもの	中2個分(*)
サヤインゲン	1.2カップ(240ml)
香菜のみじん切り	大さじ1杯
塩・コショウ	適宜

［作り方］

1 鍋にココナッツオイルを入れ、中火で熱する。牛肉を入れて、軽く焼き色をつける。タマネギとニンジンを加えて、やわらかくなるまで、かき混ぜながら火を通す。

2 水、トマトソース、ジャガイモ、サヤインゲンを加え、蓋をして弱火で20分間、またはジャガイモとサヤインゲンがやわらかくなるまで煮る。香菜、塩、コショウをお好みで加え、さらに1分間煮る。

*炭水化物の量を減らしたい場合は、ジャガイモの代わりに、刻んだカリフラワー2.4カップ(480ml)分を使ってもよい。

*（訳注）タマネギ、ニンジンの量はお好みで調整してください。

◎1人分に大さじ1杯分のココナッツオイルが含まれる。牛肉を炒める際の油を調節すれば、ココナッツオイルの量を増やしたり減らしたりできる。

32. チキンサラダ

［材料］6人分

鶏肉を加熱して角切りにしたもの	3.6カップ(720ml)
セロリの角切り	1.2カップ(240ml)
赤タマネギの粗みじん	0.3カップ(60ml)
パプリカの粗みじん	0.3カップ(60ml)
ピメントの粗みじん	大さじ2杯分
ココナッツマヨネーズ(P361)	180ml
レモンの搾り汁	大さじ2杯
塩	小さじ1/4杯
黒コショウ	少々
パプリカパウダー	適宜

［作り方］

パプリカパウダー以外のすべての材料を混ぜ合わせ、カバーをして、少しの間冷蔵庫で冷やし、食べる前にパプリカパウダーを振りかける。

◎1人分に大さじ1杯分のココナッツオイルが含まれる。

33. エッグサラダ

［材料］4人分

固ゆで卵を冷やして粗みじんしたもの	12個分
タマネギのみじん切り	大さじ1杯
セロリの角切り	0.6カップ(120ml)
パセリのみじん切り	大さじ1杯
塩	小さじ1杯
黒コショウ	少々
ココナッツマヨネーズ(P361)	80ml

［作り方］

すべての材料を合わせ、よくかき混ぜて、レタスの葉またはトマトの薄切り（材料外）にのせていただく。サンドイッチにしてもよい。

◎1人分に大さじ3/4杯分のココナッツオイルが含まれる。

| 飲み物 | 朝食 | 薬味 | サラダ | スープ | 主菜 | デザート |

34. ツナサラダ

［材料］6人分

ツナ缶の油を捨ててほぐしたもの(200g缶)	2缶分	香菜を刻んだもの	大さじ2杯
赤タマネギのみじん切り	0.6カップ(120ml)	ディル(乾燥)	小さじ1/2杯
レモンの搾り汁	1/2個分	塩	ひとつまみ
ココナッツマヨネーズ(P361)	120ml	黒コショウ	少々

［作り方］

すべての材料を合わせ、よくかき混ぜて、レタスの葉またはトマトの薄切り（材料外）にのせていただく。サンドイッチにしてもよい。

◎1人分に大さじ1杯分のココナッツオイルが含まれる。

35. カレーシュリンプサラダ

[材料] 6人分

ココナッツマヨネーズ(P361)	80ml
サワークリーム	大さじ3杯
カレーパウダー	小さじ1杯
レモンの搾り汁	小さじ1杯
エシャロットのみじん切り	2本分
黒コショウ	少々
エビをゆでて殻をむいたもの	450g
レタス	適宜

[作り方]
レタス以外の材料を合わせ、よくかき混ぜて、ちぎったレタスを敷いた皿の上に盛る。

◎1人分に大さじ3/4杯分のココナッツオイルが含まれる。

36. チキンオリエンタル

［材料］4人分

ココナッツオイル	60ml
タマネギを食べやすい大きさに切ったもの	中1個分
ニンニクのみじん切り	3片分
パプリカを食べやすい大きさに切ったもの	1/2個分
ブロッコリーの薄切り	1/2個分
鶏肉を一口大に切ったもの	450g
マッシュルームの薄切り	230g
モヤシ	2.4カップ(480ml)
ショウガをおろしたもの	小さじ1杯
塩	小さじ1杯
コーンスターチ	大さじ3杯
チキンスープ(または水)	1.8カップ(360ml)
たまり醤油	60ml
ローストアーモンドスライス	0.6カップ(120ml)

［作り方］

1 フライパンを中火にかけ、ココナッツオイルを熱する。タマネギ、ニンニク、パプリカ、ブロッコリーを加えて、やわらかくなるまで炒める。

2 さらに鶏肉、マッシュルーム、モヤシ、ショウガ、塩を加え、蓋をして、ときどきかき混ぜながら3分ほど火を通す。

3 コーンスターチをチキンスープに混ぜ入れたものをフライパンに加え、とろみが出て煮立つまでかき混ぜる。

4 火から下ろし、たまり醤油を加えて混ぜる。飾りにアーモンドをのせる。

◎1人分に大さじ1杯分のココナッツオイルが含まれる。

| 飲み物 | 朝食 | 薬味 | サラダ | スープ | 主菜 | デザート |

37. ブロッコリーのココナッツチキンソースがけ

［材料］6人分

ブロッコリーを小房に分けたもの	大1個分
ココナッツオイル	60ml
ピーマンを食べやすい大きさに切ったもの	0.6カップ(120ml)
タマネギを食べやすい大きさに切ったもの	中1個分(0.6カップ／120ml)
小麦粉	0.3カップ(60ml)
塩	小さじ1杯
コショウ	小さじ1/4杯
ココナッツミルク(400ml缶)	1缶
水(またはチキンスープ)	1.2カップ(240ml)
マッシュルームの缶詰(110g缶)	1缶
鶏肉を加熱して刻んだもの	3.6カップ分(720ml)

［作り方］

1 ブロッコリーを蒸し器で蒸す。

2 その間に、フライパンにココナッツオイルを熱し、ピーマンとタマネギを中火で5分炒めて火から下ろす。小麦粉、塩、コショウを混ぜ入れる。

3 フライパンをコンロに戻して弱火にかけ、野菜がやわらかくなるまでかき混ぜながら炒め、火から下ろす。

4 ココナッツミルク、水、マッシュルーム、鶏肉を加える。頻繁にかき混ぜながら煮立たせ、弱火にして約10分、ソースにとろみがつくまで煮る。熱々の、蒸したブロッコリーの上にかけていただく。

◎1人分に大さじ1杯分のココナッツオイルが含まれる。

38. サーモンのココナッツクリームソース

［材料］4人分

ココナッツミルク(400ml缶)	1缶
コーンスターチ	大さじ1杯
カレーパウダー	小さじ1杯
塩	少々
白コショウ	少々
サーモンの切り身(皮を取り除く)	450～700g
トマトの粗みじん	0.6カップ(120ml)
香菜のみじん切り	0.3カップ(60ml)

［作り方］

1 オーブンを180℃に予熱しておく。

2 耐熱皿の中で、ココナッツミルク、コーンスターチ、カレーパウダー、塩、コショウを混ぜる。

3 サーモンの切り身を並べ、アルミホイルでカバーをして1時間焼く。

4 耐熱皿から取り分け、刻んだトマトと香菜をのせる。ソースは、ブロッコリー、サヤインゲンなど野菜の付け合わせにかけてもおいしい。

◎1人分に大さじ1杯分のココナッツオイルが含まれる。ココナッツミルクの量は増やしてもよい。

39. シタビラメのココナッツミルク煮

［材料］4人分

ココナッツオイル	60ml
タマネギの粗みじん	1個分
パプリカの粗みじん	1個分
カリフラワーの粗みじん	2.4カップ(480ml)
ニンニクのみじん切り	5片分
シタビラメ	4切れ(*)
コーンスターチ	小さじ1杯
ガラムマサラ	小さじ1杯
ココナッツミルク(400ml缶)	1缶
塩・コショウ	適宜

*白身の魚なら何でもよい。

［作り方］

1 ココナッツオイルをフライパンで熱する。タマネギ、パプリカ、カリフラワー、ニンニクを入れてやわらかくなるまで火を通す。
2 炒めた野菜をフライパンの端に寄せ、シタビラメを並べる。コーンスターチとガラムマサラをココナッツミルクに振り入れ、それをフライパンに加える。蓋をして、10分ほど煮る。好みで塩・コショウする。

◎1人分に大さじ2杯分のココナッツオイルが含まれる。

40. タイ風シュリンプヌードル

［ 材料 ］4人分

中華麺（またはビーフン）	200～300g
ココナッツオイル	60ml
タマネギの粗みじん	1個分
ピーマンの粗みじん	1個分
ブロッコリの粗みじん	1個分
グリーンカレーペースト	小さじ1杯
エビの殻をむき、尾を切り落としたもの	230g
ナンプラー	60ml
塩	適宜

［ 作り方 ］

1 麺をパッケージの指示どおりにゆで、水を切って置いておく。

2 フライパンでココナッツオイルを熱し、タマネギ、ピーマン、ブロッコリーを入れてやわらかくなるまで炒める。

3 グリーンカレーペーストとエビを加えてさらに5分、またはエビに火が通るまで炒める。ナンプラーを加え、火から下ろして麺を加える。お好みで塩で味つける。

◎1人分に大さじ1杯分のココナッツオイルが含まれる

41. 全粒粉のココナッツブラウニー

［ 材料 ］16切れ分

ココナッツオイル(溶かしたもの)	120ml
卵	2個
砂糖	1.2カップ(240ml)
バニラエッセンス	小さじ1杯
全粒粉	0.9カップ(180ml)
ココアパウダー	0.4カップ(80ml)
ベーキングパウダー	小さじ1/2杯
塩	小さじ1/4杯
ピーカンナッツを刻んだもの	0.6カップ(120ml)
ココナッツフレーク	1.2カップ(240ml)

［ 作り方 ］

1 オーブンを180℃に予熱しておく。

2 ボウルで、溶かしたココナッツオイル(熱くしないこと)と卵を混ぜる。砂糖とバニラエッセンスを加えて置いておく。

3 別のボウルで、全粒粉、ココアパウダー、ベーキングパウダー、塩を混ぜる。

4 2つのボウルの中身を合わせ、ピーカンナッツを加える。

5 生地を20cm×20cm×5cmのベーキングディッシュ（訳注 耐熱皿)に流し込む。上にココナッツフレークをまぶして、30～35分焼く。室温に冷まして16等分する。

◎1切れに大さじ1/2杯分のココナッツオイルが含まれる。

42. ココナッツクッキー

[材料] 36 ～ 40 個

小麦粉	3.6 カップ(720ml)
ココナッツフレーク	1.8 カップ(360ml)
ベーキングパウダー	小さじ 1/2 杯
塩	小さじ 1 杯
ココナッツオイル(溶かしたもの)	300ml
卵	3 個
砂糖	1.8 カップ(360ml)
アーモンドエッセンス	小さじ 1 と 1/2 杯

[作り方]

1 オーブンを 190℃に予熱しておく。

2 ボウルで、小麦粉、ココナッツフレーク、ベーキングパウダー、塩を混ぜる。

3 別のボウルで、溶かしたココナッツオイル(熱くしないこと)、卵、砂糖、アーモンドエッセンスを混ぜる。

4 2 つのボウルの中身を合わせ、できた生地を直径 4 cm 弱の玉に丸めて、クッキングシートの上に 5cm ずつ離して並べる。生地玉を、厚さ 1.2cm くらいに押し広げる。軽く焼き色がつくまで 12 ～ 15 分間焼く。バット網に移して冷ます。

◎1 個に大さじ 1/2 杯分のココナッツオイルが含まれる。

43. ココナッツオートミールクッキー

[材料] 24 個

ブラウンシュガー	1.2 カップ(240ml)
ココナッツオイル(溶かしたもの)	120ml
卵	2 個
バニラエッセンス	小さじ 1/2 杯
小麦粉	1.8 カップ(360ml)
オーツ麦	1.2 カップ(240ml)
ココナッツフレーク	0.6 カップ(120ml)
ベーキングパウダー	小さじ 1/2 杯
シナモン	小さじ 1/2 杯
塩	小さじ 1/4 杯
クルミを刻んだもの	0.6 カップ(120ml)

[作り方]

1 オーブンを 190℃に予熱しておく。

2 ボウルで、砂糖、溶かしたココナッツオイル(熱くしないこと)、卵、バニラエッセンスを混ぜる。

3 別のボウルで、小麦粉、オーツ麦、ココナッツフレーク、ベーキングパウダー、シナモン、塩を混ぜ、先ほどのボウルに混ぜ入れる。さらにクルミを加える。

4 できた生地を直径 4 cm 弱の玉に丸めて、油をひかないクッキングシートの上に 5cm ずつ離して並べ、上から押して少々平らにする。15 分間焼く。

◎1 個に大さじ 1/3 杯分のココナッツオイルが含まれる。

44. 全粒粉ココナッツケーキ

［ 材料 ］16 切れ

全粒粉	2.8 カップ(560ml)
砂糖	2 カップ(400ml)
ベーキングパウダー	小さじ 1 と 1/4 杯
重曹	小さじ 1 杯
塩	小さじ 1 杯
ココナッツオイル(溶かしたもの)	240ml
卵	2 個
バナナ(熟したもの)を潰したもの	2 本分
レモンの搾り汁	小さじ 2 杯
クルミを刻んだもの	0.9 カップ(180ml)
ココナッツフレーク	1.2 カップ(240ml)

［ 作り方 ］

1 オーブンを 180℃に予熱しておく。30cm × 20cm × 5cm のケーキ型に油をひき、軽く薄力粉をまぶす。

2 大きなボウルで、全粒粉、砂糖、ベーキングパウダー、重曹、塩を混ぜ、そこに、溶かしたココナッツオイル(熱くしないこと)、卵、バナナ、レモンの搾り汁を加えて、全粒粉全体が濡れた状態になるまで混ぜる。約 2 分間、激しくかき混ぜたあと、クルミを混ぜ入れる。

3 ケーキ型に流し入れ、上にココナッツフレークをちりばめる。35 分間、または、ナイフを差しても生地がつかなくなるまで焼く。型のまま 10 分ほど冷まし、16 等分する。

◎ 1 切れに大さじ 1 杯分のココナッツオイルが含まれる。

REFERENCES

THE COCONUT OIL MIRACLE

01　ココナッツオイルの真実

Blonz, E. R. Scientists revising villain status of coconut oil. *Oakland Tribune*, January 23, 1991.

Enig, M. G. 1999. Coconut: In support of good health in the twenty-first century. Paper presented at the Thirty-sixth Annual Meeting of the APCC.

Enig, M. G. 2000. *Know your fats.* Silver Spring, Md.: Bethesda Press.

Heimlich, J. 1990. *What your doctor won't tell you.* New York: Harper-Perennial.

Konlee, M. 1997. Return from the jungle: An interview with Chris Dafoe. *Positive Health News* 14 (Summer).

Okoji, G. O., Peterside I. E., Oruamabo R. S. 1993. Childhood convulsions: A hospital survey on traditional remedies. *African Journal of Medicine and Medical Sciences 22(2).*

Price, W. A. 1998. *Nutrition and physical degeneration.* 6th ed. Los Angeles: Keats.

Prior, I. A. M. 1971. The price of civilization. *Nutrition Today,* July/August.

Spencer, P. L. 1995. Fat faddists. *Consumers' Research* 78(5).

02　脂質を理解しよう

Addis, P. B., and G. J. Warner. 1991. In *Free radicals and food additives,* edited by O. I. Aruoma and B. Halliwell. London: Taylor and Francis.

Ball, M. J. 1993. Parenteral nutrition in the critically ill: Use of a medium chain triglyceride emulsion. *Intensive Care Medicine* 19(2).

Belitz, H. D., and W. Grosch. 1999. *Food chemistry.* 2nd ed. Translated by D. Hadziyev. New York: Springer-Verlag.

Booyens, J., and C. C. Louwrens. 1986. The Eskimo diet: Prophylactic effects ascribed to the balanced presence of natural cis unsaturated fatty acids. *Medical Hypotheses* 21.

Calabrese, C., Myer S., Munson S., Turet P., Birdsall T. C. 1999. A crossover study of the effect of a single oral feeding of medium chain triglyceride oil vs. canola oil on post-ingestion plasma triglyceride levels in healthy men. *Alternative Medicine Review* 4(1).

Carroll, K. K., and H. T. Khor. 1971. Effects of level and type of dietary fat on incidence of mammary tumors induced in female Sprague-Dawley rats by 7, 12-dimethylbenzanthracene. *Lipids* 6.

Jiang, Z. M., Zhang S. Y., Wang X. R. 1993. A comparison of medium-chain and long-chain triglycerides in surgical patients. *Annals of Surgery* 217(2).

Kritchevsky, D., and S. A. Pepper. 1967. Cholesterol vehicle in experimental atherosclerosis. 9. Comparison of heated corn oil and heated olive oil. *Journal of Atherosclerosis Research* 7.

Loliger, J. 1991. In *Free radicals and food additives,* edited by O. I. Aruoma and B. Halliwell. London: Taylor and Francis.

McCully, K. S. 1997. *The homocysteine revolution.* Los Angeles: Keats.

Moore, T. H. 1989. The cholesterol myth. *Atlantic Monthly,* September.

Passwater, R. A. 1985. *The antioxidants.* New Canaan, Conn.: Keats.

Passwater, R. A. 1992. *The new superantioxidant-plus.* New Canaan, Conn.: Keats.

Raloff, J. 1996. Unusual fats lose heart-friendly image. *Science News* 150(6).

Tantibhedhyangkul, P., and S. A. Hashim. 1978. Medium-chain triglyceride feeding in premature infants: Effects on calcium and magnesium absorption. *Pediatrics* 61(4).

Thampan, P. K. 1994. *Facts and fallacies about coconut oil.* Jakarta: Asian and Pacific Coconut Community.

Willett, W. C., Stampfer M. J., Manson J. E., Colditz G. A., Speizer F. E., Rosner B. A., Sampson L. A., Hennekens C. H. 1993. Intake of trans fatty acids and risk of coronary heart disease among women. *Lancet* 341(8845).

03 心臓病退治の新兵器

Anonymous. 1998. Bad teeth and gums a risk factor for heart disease? *Harvard Heart Letter* 9(3).
Ascherio, A., and W. C. Willett. 1997. Health effects of trans fatty acids. *American Journal of Clinical Nutrition* 66(4 supp.).
Baba, N. 1982. Enhanced thermogenesis and diminished deposition of fat in response to overfeeding with a diet containing medium chain triglycerides. *American Journal of Clinical Nutrition* 35.
Bray, G. A., Cee M., Bray T. L. 1980. Weight gain of rats fed medium-chain triglycerides is less than rats fed long-chain triglycerides. *International Journal of Obesity* 4.
Danesh, J., and R. Collins. 1997. Chronic infections and coronary heart disease: Is there a link? *Lancet* 350.
Enig, M. G. 1993. Diet, serum cholesterol and coronary heart disease. In *Coronary heart disease: The dietary sense and nonsense,* edited by G. V. Man. London: Janus.
Enig, M. G. 1999. Coconut: In support of good health in the twenty-first century. Paper presented at the Thirty-sixth Annual Meeting of the APCC.
Enig, M. G. 2000. *Know your fats: The complete primer for understanding the nutrition of fats, oils, and cholesterol.* Silver Spring, Md.: Bethesda Press.
Fong, I. W. 2000. Emerging relations between infectious diseases and coronary artery disease and atherosclerosis. *Canadian Medical Association Journal* 163(1).
Gaydos, C. A., Summersgill J. T., Sahney N. N., Ramirez J. A., Quinn T. C. 1996. Replication of Chlamydia pneumoniae in vitro in human macrophages, endothelial cells, and aortic artery smooth muscle cells. *Infection and Immunity* 64.
Geliebter, A. 1983. Overfeeding with medium-chain triglycerides diet results in diminished deposition of fat. American Journal of *Clinical Nutrition* 37.
Greenberger, N. J., and T. G. Skillman. 1969. Medium-chain triglycerides: physiologic considerations and clinical implications. *New England Journal of Medicine* 280.
Gura, T. 1998. Infections: A cause of artery-clogging plaques? *Science* 281.
Hegsted, D. M., McGandy R. B., Myers M. L., Stare F. J. 1965. Qualitative effects of dietary fat on serum cholesterol in man. *American Journal of Clinical Nutrition* 17.

Heimlich, J. 1990. *What your doctor won't tell you.* New York: Harper-Collins.

Hornung, B., Amtmann E., Sauer G. 1994. Lauric acid inhibits the maturation of vesicular stomatitis virus. *Journal of General Virology* 75.

Kaunitz, H. 1986. Medium chain triglycerides (MCT) in aging and arteriosclerosis. *Journal of Environmental Pathology, Toxicology, and Oncology* 6(3–4).

Kaunitz, H., and C. S. Dayrit. 1992. Coconut oil consumption and coronary heart disease. *Philippine Journal of Internal Medicine* 30.

Kurup, P. A., and T. Rajmohan. 1994. Consumption of coconut oil and coconut kernel and the incidence of atherosclerosis. In *Coconut and Coconut Oil in Human Nutrition, Proceedings.* Symposium on Coconut and Coconut Oil in Human Nutrition, sponsored by the Coconut Development Board, Kochi, India, March 27, 1994.

Leinonen, M. 1993. Pathogenic mechanisms and epidemiology of Chlamydia pneumoniae. *European Heart Journal* 14(supp. K).

Mendis, S., and R. Kumarasunderam. 1990. The effect of daily consumption of coconut fat and soya-bean fat on plasma lipids and lipoproteins of young normolipidaemic men. *British Journal of Nutrition* 63.

Millman, C. 1999. The route of all evil. *Men's Health* 14(10).

Muhlestein, J. B. 2003. Chronic infection and coronary artery disease. *Clinical Cardiology* 21(3).

Price, W. A. 1998. *Nutrition and physical degeneration.* 6th ed. Los Angeles: Keats.

Prior, I. A., Davidson F., Salmond C. E., Czochanska Z. 1981. Cholesterol, coconuts, and diet on Polynesian atolls: A natural experiment: The Pukapuka and Tokelau Island studies. *American Journal of Clinical Nutrition* 34(8).

Ross, R. 1993. The pathogenesis of atherosclerosis: A perspective for the 1990s. *Nature* 362.

Sircar, S., and U. Kansra. 1998. Choice of cooking oils—myths and realities. *Journal of the Indian Medical Association* 96(10).

Stanhope, J. M., Sampson V. M., Prior I. A. 1981. The Tokelau Island migrant study: Serum lipid concentrations in two environments. *Journal of Chronic Diseases* 34.

Thampan, P. K. 1994. *Facts and fallacies about coconut oil.* Jakarta: Asian and Pacific Coconut Community.

04 細菌と戦う夢の天然兵器

Anonymous. 1987. Monolaurin. *AIDS Treatment News* 33.
Anonymous. 1998. Summertime blues: It's giardia season. *Journal of Environmental Health 61 July/August.*
Bergsson, G., Arnfinnsson S., Karlsson S. M., Steingrimsson O., Thormar H. 1998. In vitro inactivation of Chlamydia trachomatis by fatty acids and monoglycerides. *Antimicrobial Agents and Chemotherapy* 42.
Chowhan, G. S., Joshi K. R., Bhatnagar H. N., Khangarot D. 1985. Treatment of tapeworm infestation by coconut (*Concus nucifera*) preparations. *Journal of the Association of Physicians of India* 33.
Crook, W. 1986. *The yeast connection.* New York: Vintage Books.
Crouch, A. A., Seow W. K., Whitman L. M., Thong Y. H. 1991. Effect of human milk and infant milk formulae on adherence of Giardia intestinalis. *Transactions of the Royal Society of Tropical Medicine and Hygiene* 85.
Enig, M. G. 1999. Coconut: In support of good health in the twenty-first century. Paper presented at the Thirty-sixth Annual Meeting of the APCC.
Galland, L. 1999. Colonies within: Allergies from intestinal parasites. *Total Health* 21.
Galland, L., and M. Leem. 1990. *Giardia lamblia* infection as a cause of chronic fatigue. *Journal of Nutritional Medicine* 1.
Hernell, O., Ward H., Blackberg L., Pereira M. E. 1986. Killing of Giardia lamblia by human milk lipases: An effect mediated by lipolysis of milk lipids. *Journal of Infectious Diseases* 153.
Hierholzer, J. C., and J. J. Kabara. 1982. In vitro effects of monolaurin compounds on enveloped RNA and DNA viruses. *Journal of Food Safety* 4.
Holland, K. T., Taylor D., Farrell A. M. 1994. The effect of glycerol monolaurate on growth of, and production of toxic shock syndrome toxin-1 and lipase by, Staphylococcus aureus. Journal of *Antimicrobial Chemotherapy* 33.
Isaacs, C. E., and H. Thormar. 1991. The role of milk-derived antimicrobial lipids as antiviral and antibacterial agents. In *Immunology of milk and the neonate*, edited by J. Mestecky, Blair C., and Ogra P. L. New York: Plenum Press.
Isaacs, C. E., Litov R. E., Marie P., Thormar H. 1992. Addition of lipases to infant formulas produces antiviral and antibacterial activity. *Journal of Nutritional Biochemistry* 3.

Isaacs, C. E., Kim K. S., Thormar H. 1994. Inactivation of enveloped viruses in human bodily fluids by purified lipid. *Annals of the New York Academy of Sciences* 724.
Kabara, J. J. 1978. Fatty acids and derivatives as antimicrobial agents. In *The pharmacological effect of lipids,* edited by J. J. Kabara. Champaign, Ill.: American Oil Chemists' Society.
Kabara, J. J. 1984. Antimicrobial agents derived from fatty acids. *Journal of the American Oil Chemists' Society* 61.
Kent, C. Food-borne illnesses a growing threat to public health. *American Medical News*, June 10, 1996.
Merewood, A. 1994. Taming the yeast beast. Women's *Sports and Fitness* 16.
Novotny, T. E., Hopkins R. S., Shillam P., Janoff E. N. 1990. Prevalence of Giardia lamblia and risk factors for infection among children attending day-care. *Public Health Reports* 105.
Petschow, B. W., Batema R. P., Ford L. L. 1996. Susceptibility of Helicobacter pylori to bactericidal properties of medium-chain monoglycerides and free fatty acids. *Antimicrobial Agents and Chemotherapy* 145.
Reiner, D. S., Wang C. S., Gillin F. D. 1986. Human milk kills Giardia lamblia by generating toxic lipolytic products. *Journal of Infectious Diseases* 154.
Thormar, H., Isaacs C. E., Brown H. R., Barshatzky M. R., Pessolano T. 1987. Inactivation of enveloped viruses and killing of cells by fatty acids and monoglycerides. *Antimicrobial Agents and Chemotherapy* 31.
Wan, J. M., and R. F. Grimble. 1987. Effect of dietary linoleate content on the metabolic response of rats to *Escherichia coli* endotoxin. *Clinical Science* 72(3).

05 脂肪を食べてやせる

Baba, N. 1982. Enhanced thermogenesis and diminished deposition of fat in response to overfeeding with diet containing medium-chain triglyceride. *American Journal of Clinical Nutrition* 35.
Bray, G. A., Cee M., Bray T. L. 1980. Weight gain of rats fed medium-chain triglycerides is less than rats fed long-chain triglycerides. *International Journal of Obesity* 4.
Divi, R. L., Chang H. C., Doerge D. R. 1997. Anti-thyroid isoflavones from soybean: Isolation, characterization, and mechanisms of action. *Biochemical Pharmacology* 54(10).
Geliebter, A. 1980. Overfeeding with a diet containing medium chain triglyceride impedes accumulation of body fat. *Clinical Research* 28.
Geliebter, A., Torbay N., Bracco E. F., Hashim S. A., Van Itallie T. B. 1983. Overfeeding with medium-chain triglycerides diet results in diminished deposition of fat. *American Journal of Clinical Nutrition* 37.
Hashim, S. A., and P. Tantibhedyangkul. 1987. Medium chain triglyceride in early life: Effects on growth of adipose tissue. *Lipids* 22.
Hill, J. O., Peters J. C., Yang D., Sharp T., Kaler M., Abumrad N. N., Greene H. L. 1989. Thermogenesis in humans during overfeeding with mediumchain triglycerides. *Metabolism* 38.
Ingle, D. L. 1999. Dietary energy value of medium-chain triglycerides. *Journal of Food Science* 64(6).
Murray, M. T. 1996. Herbal formulas containing natural sources of caffeine and ephedrine. *American Journal of Natural Medicine* 3(3).
Seaton, T. B., Welle S. L., Warenko M. K., Campbell R. G. 1986. Thermic effect of medium-chain and long-chain triglycerides in man. *American Journal of Clinical Nutrition* 44.
Shepard, T. H. 1960. Soybean goiter. *New England Journal of Medicine* 262.
Thampan, P. K. 1994. *Facts and fallacies about coconut oil.* Jakarta: Asian and Pacific Coconut Community.
Whitney, E. N., Cataldo C. B., Rolfes S. R. 1991. *Understanding normal and clinical nutrition.* 3rd ed. St. Paul, Minn.: West.

06　美しい肌と髪

Anonymous. 1999. Shine to dye for. *Redbook,* February.
Cross, C. E., Halliwell B., Borish E. T., Pryor W. A., Ames B. N., Saul R. L., McCord J. M., Harman D. 1987. Oxygen radicals and human disease. *Annals of Internal Medicine* 107.
Harman, D. 1986. Free radical theory of aging: Role of free radicals in the origination and evolution of life, aging, and disease processes. In *Free radicals, aging and degenerative diseases,* edited by R. L. Walford, J. E. Johnson, D. Harman, and J. Miguel. New York: John Wiley & Sons.
Kabara, J. J. 1978. *The pharmacological effect of lipids.* Champaign, Ill.: American Oil Chemists' Society.
Noonan, P. 1994. Porcupine antibiotics. *Omni* 16.
Sadeghi, S., Wallace F. A., Calder P .C. 1999. Dietary lipids modify the cytokine response to bacterial lipopolysaccharide in mice. *Immunology* 96(3).

07　食べ物としてのココナッツオイル
薬としてのココナッツオイル

Anonymous. 1999. Low-fat diet alone reversed type 2 diabetes in mice. *Comprehensive Therapy* 25(1).
Applegate, L. 1996. Nutrition. *Runner's World* 31.
Azain, M. J. 1993. Effects of adding medium-chain triglycerides to sow diets during late gestation and early lactation on litter performance. *Journal of Animal Science* 71(11).
Balzola, F. A., Castellino F., Colombatto P., Manzini P., Astegiano M., Verme G., Brunetto M. R., Pera A., Bonino F. 1997. IgM antibody against measles virus in patients with inflammatory bowel disease: A marker of virus-related disease? *European Journal of Gastroenterology & Hepatology* 9(7).
Barnard, R. J., Massey M. R., Cherry S., O'Brien L. T., Pritikin, N. 1983. Long-term use of a high-complex-carbohydrate, high-fiber, low-fat diet and exercise in the treatment of NIDDM patients. *Diabetes Care* 6(3).
Berry, E. M. 1997. Dietary fatty acids in the management of diabetes mellitus. *American Journal of Clinical Nutrition* 66 (supp.).
Campbell-Falck, D., Thomas T., Falck T. M., Tutuo N., Clem K. 2000.

The intravenous use of coconut water. *American Journal of Emergency Medicine* 18(1).

Cha, Y. S., and D. S. Sachan. 1994. Opposite effects of dietary saturated and unsaturated fatty acids on ethanol-pharmacokinetics, triglycerides and carnitines. *Journal of the American College of Nutrition* 13(4).

Cohen, L. A. 1988. Medium chain triglycerides lack tumor-promoting effects in the n-methylnitrosourea-induced mammary tumor model. In *The pharmacological effects of lipids,* vol. 3, edited by J. J. Kabara. Champaign, Ill.: American Oil Chemists' Society.

Cohen, L. A., and D. O. Thompson. 1987. The influence of dietary medium chain triglycerides on rat mammary tumor development. *Lipids* 22(6).

Costantini, L. C., Barr L. J., Vogel J. L., Henderson S. T. 2008. Hypometabolism as a therapeutic target in Alzheimer's disease. *BMC Neuroscience* 9.

Daszak, P. 1997. Detection and comparative analysis of persistent measles virus infection in Crohn's disease by immunogold electron microscopy. *Journal of Clinical Pathology* 50(4).

Dayrit, C. S. 2000. Coconut oil in health and disease: Its and monolaurin's potential as cure for HIV/AIDS. Paper presented at the Thirty-seventh Annual Cocotech Meeting, Chennai, India, July 25.

de Lourdes Arruzazabala, M., Molina V., Mas R., Carbajal D., Marrero D., Gonzalez V., Rodriguez E. 2007. Effects of coconut oil on testosteroneinduced prostatic hyperplasia in Sprague-Dawley rats. *Journal of Pharmacy and Pharmacology* 59(7).

Duan, W., Guo Z., Jiang H., Ware M., Li X. J., Mattson M. P. 2003. Dietary restriction normalizes glucose metabolism and BDNF levels, slows disease progression, and increases survival in Huntington mutant mice. *Proceedings of the National Academy of Science USA* 100(5).

Francois, C. A., Connor S. L., Wander R. L., Connor W. E. 1998. Acute effects of dietary fatty acids on the fatty acids of human milk. *American Journal of Clinical Nutrition* 67.

Fushiki, T., and K. Matsumoto. 1995. Swimming endurance capacity of mice is increased by chronic consumption of medium-chain triglycerides. *Journal of Nutrition* 125.

Garfinkel, M., Cee S., Opara E. C., Akwari O. E. 1992. Insulinotropic potency of lauric acid: A metabolic rationale for medium chain fatty acids (MCF) in TPN formulation. *Journal of Surgical Research* 52.

Gasior, M., Rogawaki M. A., Hartman A. L. 2006. Neuroprotective and

disease-modifying effects of the ketogenic diet. *Behavioural Pharmacology* 17(5–6).
Ge, Y., Xu Y., Liao L. 2002. Comparison of the fat elimination between longchain triglycerides and medium-chain triglycerides in rats with ischemic acute renal failure. *Renal Failure* 24(1).
Ginsberg, B. H., Jabour J., Spector A. A. 1982. Effect of alterations in membrane lipid unsaturation on the properties of the insulin receptor of Ehrlich ascites cells. *Biochimica et biophysica acta* 690(2).
Goldberg, B., ed. 1994. *Alternative medicine.* Fife, Wash.: Future Medicine.
Hopkins, G. J., Kennedy T. G., Carroll K. K. 1981. Polyunsaturated fatty acids as promoters of mammary carcinogenesis induced in Sprague-Dawley rats by 7, 12-dimethylbenz[a]anthracene. *Journal of the National Cancer Institute* 66(3).
Intahphuak, S., Khonsung P., Panthong A. 2010. Anti-inflammatory, analgesic, and antipyretic activities of virgin coconut oil. *Pharmaceutical Biology* 48(2).
Jiang, Z. M., Zhang S. Y., Wang X. R. 1993. A comparison of medium-chain and long-chain triglycerides in surgical patients. *Annals of Surgery* 217(2).
Kiyasu, G. Y. 1952. The portal transport of absorbed fatty acids. *Journal of Biological Chemistry* 199.
Kono, H., Enomoto N., Connor H. D., Wheeler M. D., Bradford B. U., Rivera C. A., Kadiiska M. B., Mason R. P., Thurman R. G. 2000. Mediumchain triglycerides inhibit free radical formation and TNF-alpha production in rats given enteral ethanol. *American Journal of Physiology, Gastrointestinal and Liver Physiology* 278(3).
Lewin, J., Dhillon A. P., Sim R., Mazure G., Pounder R. E., Wakefield A. J. 1995. Persistent measles virus infection of the intestine: confirmation by immunogold electron microscopy. *Gut* 36(4).
Macalalag, E.V., Macalalag M. L., Macalalag A. L., Perez E. B., Cruz L. V., Valensuela L. S., Bustamante M. M., Macalalag M. E. 1997. Buko water of immature coconut is a universal urinary stone solvent. Paper presented at the Padivid Coconut Community Conference, Manila, August 14–18.
Monserrat, A. J., Romero M., Lago N., Aristi C. 1995. Protective effect of coconut oil on renal necrosis occurring in rats fed a methyl-deficient diet. *Renal Failure* 17(5).
Montgomery, S. M., Morris D. L., Pounder R. E., Wakefield A. J. 1999. Paramyxovirus infections in childhood and subsequent inflammatory bowel disease. *Gastroenterology* 116(4).
Murray, M. 1994. *Natural alternatives to over-the-counter and prescription*

drugs. New York: Morrow.
Nanji, A. A., Sadrzadeh S. M., Yang E. K., Fogt F., Meydani M., Dannenberg A. J. 1995. Dietary saturated fatty acids: A novel treatment for alcoholic liver disease. *Gastroenterology* 109(2).
Oakes, N. D., Bell K. S., Furler S. M., Camilleri S., Saha A. K., Ruderman N. B., Chisholm D. S., Kraegen E. W. 1997. Diet-induced muscle insulin resistance in rats is ameliorated by acute dietary lipid withdrawal or a single bout of exercise: Parallel relationship between insulin stimulation of glucose uptake and suppression of long-chain fatty acyl-CoA. *Diabetes* 46(12).
Parekh, P. I., Petro A. E., Tiller J. M., Feinglos M. N., Surwit R. S. 1998. Reversal of diet-induced obesity and diabetes in C57BL/6J mice. *Metabolism* 47(9).
Reddy, B. S. 1992. Dietary fat and colon cancer: Animal model studies. *Lipids* 27(10).
Reger, M. A., Henderson S. T., Hale C., Cholerton B., Baker L. D., Watson G. S., Hyde K., Chapman D., Craft S. 2004. Effects of beta- hydroxybutyrate on cognition in memory-impaired adults. *Neurobiology of Aging* 25(3).
Ross, D. L., Swaiman K. F., Torres F., Hansen J. 1985. Early biochemical and EEG correlates of the ketogenic diet in children with atypical absence epilepsy. *Pediatric Neurology* 1(2).
Shimada, H., Tyler V. E., McLaughlin J. L. 1997. Biologically active acylglycerides from the berries of saw-palmetto. *Journal of National Products* 60.
Sircar, S., and Kansra U. 1998. Choice of cooking oils—myths and realities. *Journal of the Indian Medical Association* 96(10).
Tantibhedhyangkul, P., and S. A. Hashim. 1978. Medium-chain triglyceride feeding in premature infants: Effects on calcium and magnesium absorption. *Pediatrics* 61(4).
Thampan, P. K. 1994. *Facts and fallacies about coconut oil*. Jakarta: Asian and Pacific Coconut Community.
Theuer, R. C., Martin W. H., Friday T. J., Zoumas B. L., Sarett H. P. 1972. Regression of alcoholic fatty liver in the rat by medium-chain triglycerides. *American Journal of Clinical Nutrition* 25(2).
Tieu, K., Perier C., Caspersen C., Teismann P., Wu D. C., Yan S. D., Naini A., Vila M., Jackson-Lewis V., Ramasamy R., Przedborski S. 2003. D-beta-hydroxybutyrate rescues mitochondrial respiration and mitigates features of Parkinson disease. *Journal of Clinical Investigation* 112(6).
Van der Auwera, I., Wera S., Van Leuven F., Henderson S. T. 2005. A ketogenic diet reduces amyloid beta 40 and 42 in mouse model of Alzheimer's disease. *Nutrition and Metabolism* (London) 2.

Vaidya, U. V., Hegde V. M., Bhave S. A., Pandit A. N. 1992. Vegetable oil fortified feeds in the nutrition of very low birthweight babies. *Indian Pediatrics* 29(12).
Wakefield, A. J., Montgomery S. M., Pounder R. E. 1999. Crohn's disease: The case for measles virus. *Italian Journal of Gastroenterology and Hepatology* 31(3).
Watkins, B. A. 2000. Importance of vitamin E in bone formation and in chondrocyte function, Purdue University. Cited in S. Fallon and M. G. Enig. Dem bones—do high protein diets cause osteoporosis? *Wise Traditions* 1(4).
Yost, T. J., and R. H. Eckel. 1989. Hypocaloric feeding in obese women: Metabolic effects of medium-chain triglyceride substitution. *American Journal of Clinical Nutrition* 49(2).
Zhao, Z., Lange D. J., Voustianiouk A., MacGrogan D., Ho L., Suh J., Humala N., Thiyagarajan M., Wang J., Pasinetti G. M. 2006. A ketogenic diet as a potential novel therapeutic intervention in amyotrophic lateral sclerosis. *BMC Neuroscience* 7.

08　食べて健康に

Gerster, H. 1998. Can adults adequately convert alpha-linolenic acid (18:3n-3) to eicosapentaenoic acid (20:5n-3) and docosahexaenoic acid (22:6n-3)? *International Journal for Vitamin and Nutrition Research* 68(3).
Isaacs, C. E., and H. Thormar. 1990. Human milk lipids inactivated enveloped viruses. In *Breastfeeding, nutrition, infection and infant growth in developed and emerging countries*, edited by S. A. Atkinson, L. A. Hanson, and R. K. Chandra. St. John's, Newfoundland: Arts Biomedical.
Kabara, J. J. 1984. Laurcidin: The nonionic emulsifier with antimicrobial properties. In *Cosmetic and drug preservation, principles and practice,* edited by Jon J. Kabara. New York: Marcel Dekker.
Traul, K. A., Driedger A., Ingle D. L., Nakhasi D. 2000. Review of the toxicologic properties of medium-chain triglycerides. *Food and Chemical Toxicology* 38(1).
World Health Organization/Food and Agriculture Organization. 1977. *Dietary fats and oils in human nutrition.* Report of an expert consultation. Rome: U.N. Food and Agriculture Organization.

日本で購入できるココナッツオイル案内

Coconut Oil Buying Guide in Japan

日本では、輸入食品を多く扱っているスーパーや、自然食品店、
ネット通販を中心に販売されています。
ここでは参考までに、ココナッツオイル商品の一部をご紹介します。
無添加で、できるだけ品質のよいものを選び、好みに合うものを使いましょう。

「エキストラバージン
ココナッツオイル」

株式会社ココウェル

HP　http://www.cocowell.co.jp/
住所　大阪府大阪市都島区網島町1-10
電話　0120-01-5572

「有機エキストラバージン
ココナッツオイル」

株式会社
ブラウンシュガーファースト

HP　http://bs1st.online.com
住所　東京都渋谷区神宮前1-14-32
原宿アパートメンツ605
電話　0120-911-909（通販）

「ガルーダ バージン
ココナッツオイル」

LJA JAPAN 株式会社

HP　http://www.coconutoil-mct.com
住所　神奈川県横浜市西区南浅間町8-22
河本ビル203
電話　0120-95-9972

「メルローズ バージン
ココナッツオイル」

有限会社ライフコレクション

HP　http://www.lifecollection.co.jp/
住所　静岡県浜松市北区三方原町418-5
電話　053-543-9206

「バージン
ココナッツオイル」

株式会社
レインフォレストハーブジャパン

ＨＰ　http://www.rainforestherbs.co.jp/
住所　東京都渋谷区笹塚1-62-3
アルス笹塚ビル2F
電話　03-3376-0410

「ドクターブロナー
ココナッツオイル」

株式会社
サハラ・インターナショナルグループ

ＨＰ　http://www.drbronner.jp/
住所　京都府京都市上京区河原町通丸太町上る
毎日新聞京都ビル4F
電話　075-252-1234

「食用オーガニック
ココナッツオイル」

ガールズ・ビー・アンビシャス

ＨＰ　http://www.girls-be-ambitious.com/
住所　福岡県福岡市西区姪の浜2-16-2-2
電話　050-1300-8511

「むそうオーガニック
バージンココナツオイル」

ムソー株式会社

ＨＰ　http://muso.co.jp/
住所　大阪府大阪市中央区大手通2-2-7
電話　06-6945-5800

「バグイオ
ココナッツオイル」

協同食品株式会社

ＨＰ　http://gourmand-club.com/
住所　大阪府大阪市北区太融寺町2-21
ニュープラザビル403
電話　06-6315-6366

※こちらの商品はバージンココナッツオイルではなく、食用のRBDココナッツオイルです。
RBDココナッツオイルについては、本書P312をご覧ください。

ブルース・ファイフ Bruce Fife

著述家、講演家、公認栄養士（C.N.）、自然療法医（N.D.）。『Coconut Cures』『Coconut Lover's Cookbook』を含む20冊以上の著書がある。『Healthy Ways Newsletter』というニュースレターの編集・発行人であり、また、健康・栄養面におけるココナッツの価値について一般に知らしめることを目的として設立されたココナッツ・リサーチセンターの所長でもある。ココナッツオイルがもつ健康効果に関するさまざまな医学研究を、一般読者にも理解できる、読みやすい形にまとめて発表したのは彼が初めてであり、ココナッツオイルの健康効果を知ることにかけては右に出る者がないとされている。そのため、「ココナッツ・グル」と呼ばれたり、敬意を込めて彼を「ドクター・ココ ナッツ」と呼ぶ人も多い。

三木直子 Naoko Miki

東京生まれ。国際基督教大学教養学部語学科卒業。

外資系広告代理店のテレビコマーシャル・プロデューサーを経て1997年に独立。海外のアーティストと日本の企業を結ぶコーディネーターとして活躍するかたわら、テレビ番組の企画、クリエイターのためのワークショップやスピリチュアル・ワークショップのオーガナイズなどを手がける。訳書に『[魂からの癒し]チャクラ・ヒーリング』（徳間書店）、『ポケットの中のダイヤモンド』（ナチュラル・スピリット）、『コケの自然誌』『ミクロの森』『斧・熊・ロッキー山脈』（築地書館）、『アンダーグラウンド』（春秋社）、ほか多数。info@officemiki.com

THE COCONUT OIL MIRACLE

ココナッツオイル健康法

病気にならない　太らない　奇跡の万能油

2014年2月28日第1版第1刷発行
2014年8月25日　　第6刷発行

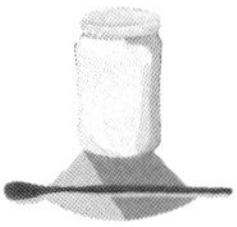

著　者　ブルース・ファイフ
訳　者　三木直子

デザイン　山本洋介（MOUNTAIN BOOK DESIGN）
イラスト　大久保厚子
校　正　大谷尚子
編　集　中村亜紀子

発行者　玉越直人
発行所　WAVE出版
〒102-0074　東京都千代田区九段南4-7-15
TEL：03-3261-3713　FAX：03-3261-3823
振替 00100-7-366376
info@wave-publishers.co.jp
http://www.wave-publishers.co.jp

印刷・製本　中央精版印刷

ISBN978-4-87290-678-3　NDC498 399P 19cm